DES

HYSTÉROMES

ou des

TUMEURS DITES FIBREUSES DE L'UTÉRUS

PAR

N.-S. SEVASTOPULO,

Docteur en médecine de la Faculté de Paris,
Aide-chirurgien du Génie pendant le siége (1870-71).

PARIS

A. PARENT, IMPRIMEUR DE LA FACULTÉ DE MÉDECINE

RUE MONSIEUR-LE-PRINCE, 29-31

1875

DES HYSTÉROMES

OU DES

TUMEURS DITES FIBREUSES DE L'UTÉRUS

DES

HYSTÉROMES

OU DES

TUMEURS DITES FIBREUSES DE L'UTÉRUS

PAR

N.-S. SEVASTOPULO,

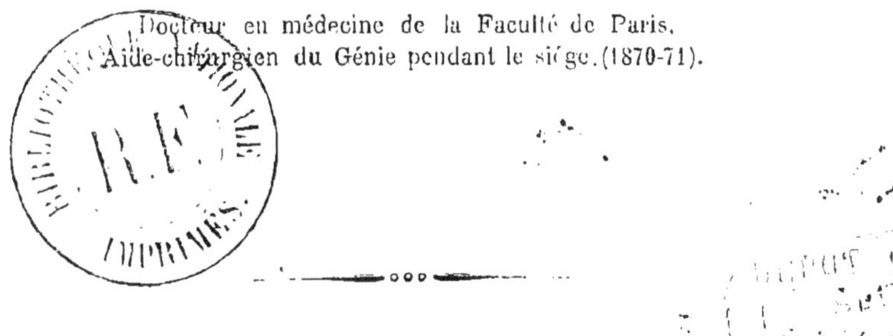

Docteur en médecine de la Faculté de Paris,
Aide-chirurgien du Génie pendant le siége. (1870-71).

PARIS

A. PARENT, IMPRIMEUR DE LA FACULTE DE MEDECINE

RUE MONSIEUR-LE-PRINCE, 29-31

1875

DES HYSTÉROMES

OU DES

TUMEURS DITES FIBREUSES

DE L'UTÉRUS

HISTORIQUE, DÉFINITION.

Il est tout à fait inutile de reproduire ici la longue liste des auteurs qui, depuis l'antiquité, ont plus ou moins touché à l'histoire des hystéromes. La thèse de Malgaigne (1), celles de Jarjavay (2), de Guyon (3), enfin de Montfumat (4), contiennent toutes les indications historiques désirables. Rappelons seulement en quelques mots quelle a été la marche de nos connaissances sur ce point si intéressant de la chirurgie.

Il est singulier qu'une affection généralement très-régulière dans ses manifestations ait été si longtemps méconnue. Son histoire positive date à peine du commencement de ce siècle.

Les auteurs anciens avaient aperçu souvent dans

(1) Malgaigne. Des polypes utérins. Concours pour l'agrégation, 1832.

(2) Jarjavay. Des opérations applicables aux corps fibreux. Thèse pour le concours de la chaire de médecine opératoire, 1850.

(3) Guyon. Des corps fibreux de l'utérus. Concours pour l'agrégat., 1860.

(4) De Montfumat. Etude sur les polypes de l'utérus, 1867.

l'épaisseur des parois utérines, ou bien à la surface
péritonéale de la matrice, des productions dont la
description correspond évidemment à ce que nous
décrivons nous-même aujourd'hui sous le nom de tumeurs fibreuses de l'utérus. Ils étudiaient à part les
polypes de l'utérus. Encore les connaissaient-ils bien
mal. Levret (1), eut fort à faire lorsqu'il entreprit de
débrouiller leur histoire. Son œuvre est considérable ;
mais elle laisse de côté toutes les productions fibreuses
non polypeuses de l'utérus. Celles-ci restèrent dési-
gnées par les noms les plus divers : squirrhes de la
matrice, scleromes (déjà employé par Galien), squirrhes ossifiés, pierres de la matrice, etc...

Par ces dénominations, les écrivains des derniers
siècles ne pensaient pas seulement donner une idée
de l'état physique, de l'apparence extérieure des tumeurs ; ils prétendaient encore indiquer souvent la
nature même de la production, et ici les apparences
les trompaient complètement. Le grand Morgagni,
Van Swieten et bien d'autres assimilaient l'induration
des corps fibreux à celle qui marque la première période du cancer. Le cancer utérin, dans leur opinion
succédait à l'induration fibreuse, ils disaient squir-
rheuse, comme l'ulcère cancéreux du sein par exemple
succède à l'induration préalable de cet organe. Il n'é
tait pas jusqu'aux petits fibromes sous-péritonéaux
qui ne fussent accusés d'être des germes de cancer
utérin. Morgagni qui les désignait sous le nom de tu-
bercules de la matrice, les croyait destinés à dégé-
nérer.

(1) Levret. Mémoire sur les polypes de la matrice et du vagin, dans les
Mémoires de l'Académie royale de chirurgie, t. III, p. 409, petite édition
de 1749.

Baillie, le premier dans son anatomie pathologique, rattacha les corps fibreux de la matrice aux polypes fibreux.

Enfin Bayle (1), en 1802, fit pour la première fois une bonne histoire d'ensemble, des corps fibreux de l'utérus. Profitant des observations de ses devanciers et des siennes propres, résumant et fortifiant par une critique judicieuse les idées qui commençaient à se répandre parmi les chirurgiens de son temps, il édifia du premier coup un solide corps de doctrine dont on n'a rien retranché, et auquel on n'a pas, sous bien des rapports ajouté grand'chose. C'est lui qui indiqua nettement les siéges divers qu'occupent les tumeurs, qui leur donna les noms classiques sous lesquels nous les connaissons, qui surtout démontra de manière à le rendre indiscutable, ce fait très-important : que les tumeurs fibreuses de l'utérus n'ont rien de commun avec le cancer. Il a reproduit ces idées dans son article : Corps fibreux, dict. en 60, t. VII, 1813.

La nature de ces productions restait pourtant inconnue. Bichat, dans le mémoire qu'il a annexé au traité des maladies des voies urinaires de Desault, avait établi que les polypes fibreux de l'utérus, possédaient une structure identique à celle de l'utérus. Mais d'autre part, — il reconnaissait ignorer complètement la nature du tissu de ce dernier organe. Il lui trouvait bien quelques caractères du tissu musculaire ; seulement à côté de ces ressemblances il constatait de si nombreuses et de si graves différences que toute assimilation lui paraissait impossible (2).

(1) Bayle. Journal de médeciue, t. V, p. 62, 1802.
(2) Bichat. Anat. descriptive, t. V, p. 285

C'est J. Vogel (1), qui découvrit que les tumeurs fibreuses de l'utérus, ainsi que cet organe lui-même, contiennent une grande quantité de ces fibres musculaires lisses, encore peu connues, et dont Kœlliker donna bientôt l'exacte description. Lebert (2), en 1852, fit une étude très-complète de ces mêmes tumeurs et les désigna sous le nom de fibroïdes utérins. Il faut dire cependant que Rokitansky (3), employait déjà ce terme pour désigner le même objet, dès 1836 et 1842.

Les progrès de l'anatomie pathologique ont montré

(1) Vogel. Icones histologiæ patholog. Leipzig, 1843; cité par Virchow, t. III, p. 345.

J. Vogel connaissait à peu près les fibres musculaires de la vie organique; il les avait observées dans l'utérus, dans les corps fibreux de cet organe, et dans divers autres lieux; ainsi, dans les fig. 10 et 11 de la planche xxiii, il fournit des dessins assez nets d'éléments musculaires lisses tirés d'un corps fibreux de l'utérus. Il dit à l'explication de ces dessins : « Singulæ quas evolvimus fibræ, cum normalis utéri fibris prorsus convenerunt. » Dans un autre point de son atlas il s'était expliqué très-catégoriquement déjà sur la nature musculaire des fibres de l'utérus et des fibres analogues des corps fibreux, ainsi dans sa planche iv il rapproche deux dessins dont il donne ainsi l'explication :

Fig. 6. — Fibræ musculares organicæ ex cellulis nucleatis procrescentes :

A. — Ex tunica musculari ventriculi hypertrophica;

B. — Ex tumore fibrosa uteri nucis juglandi ambitum æquante, etc.

Les Fig. 7, 8, 9, 10 de la même planche ont encore trait à des fibres musculaires semblables, tirées de divers organes.

Ces mentions très-nettes établissent en faveur de Vogel une priorité véritable; mais qu'il y a loin d'une mention semblable à une description complète et fidèle comme celles que MM. Lebert et Robin nous ont données. Virchow est un peu trop avare de citations françaises. Il nous paraît avoir laissé passer bien souvent l'occasion d'utiliser les travaux des excellents anatomistes que nous avons nommés.

(2) Lebert. Comptes-rendus de la Soc. de biologie, 1852.

(3) Virchow. Traité des tumeurs, t. III, p. 300.

que ces tumeurs sont seulement un cas particulier d'une classe importante de productions morbides, les myomes, ou pour préciser les myomes à fibres lisses, les liomyomes.

L'histoire de ces productions a été faite par Virchow (1), et récemment d'une façon brève et claire, par Hénocque (2). On les a rencontrées presque partout où se trouve normalement du tissu musculaire à fibres lisses ; ainsi dans la peau, la muqueuse intestinale, le foie, l'orbite et l'œil lui-même, la glande mammaire, etc.

Les organes génitaux chez l'homme et chez la femme renferment une quantité très-considérables de fibres lisses. Il était naturel qu'on y rencontrât fréquemment le liomyome. Chez l'homme on en a vu dans la prostate, le scrotum, le triangle urétro-rectal ; chez la femme l'utérus est le siége par excellence de ces productions. Mais en dehors de lui les trompes, les ovaires, les ligaments larges en présentent souvent. On en a vu aussi naître dans le vagin et à son voisinage dans l'espace recto-vaginal.

C'est avec raison, comme on le voit, que le terme de liomyome ou pour abréger de myome utérin a été créé pour caractériser les tumeurs dont nous nous occupons. Nous avons déjà signalé les nombreuses appellations qu'elles avaient reçues. Les travaux des médecins, qui écrivaient au commencement du siècle, avaient fait adopter le terme de corps fibreux ; on proposa de le remplacer par celui de fibroïde lorsque des

(1) Ibid., t. III, p. 290 et suivantes.
(2) Henocque. Liomyome, dict. Encyclopédique, 1869.

doutes se furent élevés sur la réalité de leur nature fibreuse.

Enfin notre excellent maître, le professeur Broca (1), voulut désigner plus clairement leur nature, en leur donnant un nom qui rappelât leur identité avec le tissu de l'utérus. Faisant donc abstraction de la notion du siége, il les appela hystéromes, qualification excellente, quoique plus étroite que celle de myome ou de liomyome. En effet, les tumeurs dont nous parlons ne sont pas, dans leur état le plus ordinaire, des myomes purs, dans le sens anatomique du mot, mais bien un composé d'éléments conjonctifs et d'éléments musculaires, dont l'ensemble ressemble fort, au tissu utérin lui-même.

Le nom du reste, ici, n'importe pas beaucoup. On se sert aujourd'hui de tous les termes que nous avons rappelés, comme d'expresions synonymes sans donner une valeur absolue à ceux qui, pris au pied de la lettre, pourraient nous éloigner de l'idée d'une tumeur musculaire. Nous les emploierons tous indifféremment sous le bénéfice de ces réserves, tout en préférant les expressions hystérome et myome.

Nous nous proposons d'étudier sous toutes leurs formes, les tumeurs à fibres lisses de l'utérus. Nous passerons rapidement sur les points de leur histoire qui sont parfaitement acquis, et qui n'ont pas attiré dans ces derniers temps l'attention de nouveaux observateurs.

Nous développerons plus spécialement dans ce vaste cadre les parties qui prêtent encore à la controverse

<hr>

(1) Broca. Traité des tumeurs, t. II, p. 253.

et qui par cela même ont été plus récemment l'objet de travaux nouveaux.

ANATOMIE PATHOLOGIQUE.

L'étude anatomo-pathologique des myomes utérins comprend trois parties distinctes :

1° L'étude des myomes en eux-mêmes.

2° L'étude de ces tumeurs dans leurs rapports avec l'utérus.

3° Les modifications subies par l'utérus qui les porte et par les autres organes.

I.

DES MYOMES UTÉRINS EN EUX-MÊMES.

Ces productions se présentent à nous presque toujours sous une forme et avec des caractères assez constants. Dans cet état, ils persistent pendant de longues années ou même toute la vie ; mais d'autres fois sous l'influence de diverses causes pathologiques ou non, ces caractères ordinaires se modifient considérablement. La tumeur semble souvent s'être transformée complètement. De là la nécessité d'étudier séparément ce que l'on peut appeler les hystéromes à l'état normal, et les hystéromes modifiés.

§ 1. — État ordinaire, ou état normal des corps fibreux.

Nous examinerons rapidement leurs divers caractères.

Les hystéromes, tels qu'ils sont, lorsqu'une opération nous les met dans la main, ou bien lorsqu'ils sont séparés de l'utérus à l'autopsie, peuvent présenter de grandes variétés de *forme.* La plus commune de beaucoup, celle que l'on pourrait appeler la variété classique, est la forme sphérique. « Les hystéromes à leur début, dit le professeur Broca, ont toujours une forme à peu près sphérique qu'ils conservent ordinairement en s'accroissant. Cette règle toutefois n'est pas sans exception. » Des hystéromes globuleux peuvent être déformés par la pression des parties voisines. Le fait se comprend aisément. Des tumeurs multiples dans un même utérus se compriment mutuellement ; deux tumeurs accolées peuvent se correspondre par une surface plane ; ce qui donne, grâce à l'absence de tout tissu interposé, l'image de deux châtaignes jumelles. (Broca).

Il ne faut pas croire pourtant que cette déformation aille généralement très loin, ou même qu'elle soit la règle. Presque toujours, dans ces utérus bourrés de myomes qui ressemblent à un tas de noix enfermées dans un filet, chacune des petites tumeurs conserve avec son indépendance sa forme sphérique. Elles ne se touchent alors que par des surfaces très limitées, presque par un point comme des sphères tangentes et entre elles se voient des espaces assez larges remplis par un tissu plus lâche que celui du néoplasme.

Mais à côté de ces formes plus ou moins sphériques, il faut citer les cas où la configuration de la tumeur est tout autre. Assez souvent, les myomes utérins sont hémisphériques, un peu étalés en gâteau. On en a vu de coniques siégeant à l'origine de la trompe utérine ; enfin, dans quelques cas ces tumeurs n'avaient réellement aucune forme propre en ce sens qu'elles semblaient être une véritable hypertrophie diffuse, sans limites précises, de telle ou telle portion de l'utérus. Nous aurons à revenir longuement sur ces cas à propos, notamment, des connexions des myomes avec l'utérus.

Il est inutile de nous arrêter longtemps au *volume* des myomes. Nous n'avons qu'à rappeler les limites infinies dans lesquelles il varie, d'un grain de mil à une masse qui emplit toute la cavité abdominale et amène la mort par asphyxie consécutive à cette compression.

La densité des tumeurs doit être assez différente suivant l'état dans lequel se trouve le myome considéré mou, fibreux et dense, ou calcifié. Nous avons déterminé par la méthode du flacon, la densité de plusieurs petits myomes durs, mais non calcifiés. Ils avaient pour poids spécifique, 1,225.

Il n'est pas étonnant qu'avec une densité pareille, les volumineuses tumeurs dont nous avons parlé, aient pu atteindre les poids énormes que rapportent divers observateurs. Le professeur Broca, en a vu une qui pesait 40 kilos ; mais elle contenait des concrétions calcaires. Virchow en cite une autre du poids de 100 livres.

On sait que le *nombre* des tumeurs que peut renfermer l'utérus, est très-variable. On ne trouve parfois qu'une seule tumeur ; on peut en rencontrer des dizaines. Nous n'avons pas à insister sur ce point·

Surface extérieure. — Le plus souvent la surface des hystéromes est parfaitement lisse. Les grandes tumeurs de cette espèce, qui occupent presque toute la cavité abdominale sont remarquables sous ce rapport. Lorsque des tumeurs fibreuses présentent des bosselures et des saillies plus ou moins marquées, le fait tient presque toujours à la multiplicité de ces tumeurs dans la masse que l'on explore.

Consistance. — Ce caractère mérite de nous retenir un moment.

Nous avons à peine besoin de rappeler que le plus grand nombre des corps fibreux, se présente à nous sous la forme de productions élastiques, mais dures, assez comparables dans leur consistance à du fibro-cartilage. On a trop attaché cette particularité, selon nous, aux myomes utérins. Ceux-ci en effet ne se présentent pas toujours dans cet état de dureté.

Bayle avait bien observé les différents degrés de consistance qui s'observent dans ces tumeurs, et il les rapportait à trois états, par lesquels il supposait que les corps fibreux passent dans leur évolution naturelle :

1° L'état charnu ;

2° L'état fibro-cartilagineux.

3° L'état osseux.

, « Les corps fibreux sont d'abord charnus, dit-il, et d'une couleur d'autant plus pâle, qu'ils ont plus de densité. Lorsqu'ils sont mous comme de la chair musculaire, ils ont une couleur rouge ; quand ils sont plus fermes, leur couleur est blanche ou grise, ou légèrement jaunâtre. On aperçoit entre les fibres entrelacées un tissu cellulaire plus ou moins abondant, mais très-serré. On y voit aussi des vaisseaux sanguins très-distincts. Quelquefois à cette époque, les cordons fibreux sont encore rouges et comme musculeux : d'autres fois, on voit dans les corps fibreux, des parties qui sont encore rouges et qui sont assez molles, et d'autres parties déjà blanchâtres ou grises qui sont assez fermes. » Il suppose que toute tumeur fibreuse commence par présenter cet état, avant de subir la transformation fibro-cartilagineuse, puis l'ossification. On sait que c'est la calcification dont il veut parler.

Ces notions sur l'évolution des corps fibreux ont été généralement abandonnées. La supposition que les corps fibreux sont mous à leur origine ne se trouve mentionnée presque nulle part, et on les décrit ordinairement d'après le type fibro-cartilagineux de Bayle, l'état mou étant considéré comme le résultat d'un ramollissement consécutif, et non comme la continuation d'un état originel. Il faut pourtant, selon nous, faire ici quelques réserves. Les myomes mous ont été rencontrés en somme, fort souvent. Ils appartenaient presque toujours à des femmes encore jeunes, et paraissaient généralement moins anciens que la plupart des myomes durs. Ils avaient les dimensions les plus variables. Parfois c'étaient des corps de volume moyen ou médiocre même ; parfois au contraire, c'étaient de vastes tumeurs rapidement développées et molles, à ce point, que les chirurgiens les plus autorisés, les ponctionnaient et reponctionnaient à plusieurs reprises, croyant avoir affaire à des kystes.

Les polypes comme le fait remarquer Virchow, appartiennent assez souvent à cet variété, fait qu'il faut noter à côté de cette autre, que leur structure histologique présente presque toujours quelques traits qui leur sont propres.

L'existence de ces formes molles est bien importante à connaître au point de vue clinique. Aran les avait bien notées. Il dit expressément, dans ses leçons cliniques (p. 828), que tous les corps fibreux ne sont pas durs et nacrés, que certains sont mous et plus ou moins fortement colorés en rouge, ce qui tient évidemment, dit-il, à la quantité de sang qu'ils reçoivent. Il ajoute qu'on a plus d'une fois noté des fausses routes au travers de ces tumeurs.

Peut-on dire que cet état mou soit le résultat d'une transformation subie par des tumeurs primitivement dures, ainsi que tendent à l'admettre tous nos auteurs classiques ? Nous ne le croyons pas.

Nous ne voulons pas nier, bien entendu, ces transformations pathologiques, nécrosiques si l'on veut, qui se remarquent au sein des corps fibreux volumineux et plus ou moins anciens, durs ou non. Nous ne prétendons même pas mettre en doute cet état décrit par Cruveilhier sous le nom d'œdème des corps fibreux, quoiqu'il doive être bien rare ; nous pensons seulement qu'à côté des myomes ramollis, il y a une

place à marquer pour les myomes mous de leur nature, mous primitivement et destinés à durcir probablement plutôt qu'à se ramollir encore.

Les raisons de supposer que ces myomes, et tous
les myomes sans doute sont mous à l'origine, ne
nous paraissent pas manquer. Les myomes durs quel
que soit leur volume, sont formés en grande partie,
quelquefois en totalité, d'éléments fibreux proprement
dits, si bien que le nom de myome serait tout à fait
impropre si l'on ne savait pas que l'élément fibreux
s'est substitué peu à peu à l'élément musculaire, et
l'a en quelque sorte étouffé. Les myomes mous au
contraire sont constitués presque exclusivement d'é-
léments musculaires (voir Virchow, p. 307, t. III, des
Tumeurs, et la description que nous a fournie
M. Coyne (1), d'un polype en voie de développement).

Les corps mous paraissent être plus jeunes, plus
actifs; ils sont observés chez des femmes moins âgées
que la plupart de celles qui portent des corps durs;
les polypes fibreux leur appartiennent souvent, les
polypes, c'est-à-dire des productions qui rarement
atteignent un âge très-avancé, car les accidents qu'ils
déterminent nécessitent leur ablation à une époque
relativement peu éloignée de leur apparition.

Il ne nous paraît pas possible d'objecter à cette manière de voir, que l'on rencontre dans l'utérus ou auprès de lui, sous le péritoine, des corps fort durs et
que leur extrême petitesse désigne cependant comme

______

(1) Nous devons remercier M. Coyne de l'obligeance si parfaite qu'il a eue
de nous fournir les deux notes qui sont annexées à ce travail, avec les préparations que nous avons fait dessiner.

Sevastopulo.   2

des productions très-jeunes. En effet la petitesse de la tumeur n'est en aucune façon en rapport avec son âge. Elle dépend plutôt de la puissance et la durée de cette espèce d'effort naturel qui aboutit à la néo-formation. Ce qui marque l'âge de la tumeur, c'est avant tout sa texture. Jeune elle sera toujours composée probablement d'éléments musculaires en voie de développement, comme ceux que nous voyons si clairement décrits dans la note de M. Coyne, et à côté de ces éléments musculaires de vaisseaux assez nombreux et d'éléments embryonnaires. Vieille elle aura vu se développer à côté de ces éléments du début, des masses plus ou moins considérables de tissu cellulaire, une substance amorphe tenace, et ces dernières parties auront étouffé peu à peu les premiers éléments.

Nous voudrions risquer une supposition. Nous nous sommes demandé quelquefois si l'anato-mie des corps fibreux n'avait pas été faite un peu trop avec les utérus des vieilles femmes. C'est à la Salpétrière surtout que Cruveilhier a puisé les élé-ments de son admirable traité d'anatomie pathologi-que. C'est là aussi, croyons-nous, que notre cher maître, le professeur Broca, a été contrôler les opi-nions des anciens et chercher des éléments nouveaux pour la description si claire et si complète dans sa con-cision, qu'il nous a donnée de l'hystérome. Nous sou-haiterions que quelque histologiste partageât avec nous cette opinion, que nous ne formulons pas sans quelque hésitation, à savoir qu'il y aurait à faire dans l'anatomie des myomes utérins tout un ordre nou-veau de recherches. Il faudrait étudier autant que possible ces productions chez des femmes jeunes à une époque voisine de leur première apparition. Peut-être arriverait-on par là à éclaircir les points litigieux que nous avons cru pouvoir signaler en toute conscience.

Outre les variations de consistance que les tumeurs fibreuses peuvent présenter au cours de leur évolution, et celles qui résultent des modifications pathologiques qu'elles peuvent subir, on observe de véritables variations physiologiques dans la consistance de ces productions.

De nombreuses observations ont montré que des hystéromes plus ou moins consistants et souvent fort durs étaient susceptibles de s'accroître rapidement pendant la grossesse. En même temps que ces corps augmentent de volume, ils deviennent plus souples, plus mous, et comme nous le verrons bientôt, plus vasculaires. Ils participent en un mot à toutes les transformations dont l'utérus est le siége. Ce sont là des modifications physiologiques sous l'influence desquelles des polypes durs peuvent pour un temps devenir mous. Lorsque la grossesse est arrivée à son terme, on voit souvent ces tumeurs rétrograder comme le tissu utérin lui-même, et revenir à leur premier état.

Selon Virchow (1), les corps fibreux posséderaient souvent une sorte d'érectilité, une propriété grâce à laquelle ils peuvent paraître tantôt plus petits, durs, sphériques, très-adhérents, tantôt plus grands, mous et mobiles. Cette tuméfaction serait due en partie à

(1) W. Traité des tumeurs, t. III, p. 305.

l'afflux d'une quantité plus considérable de sang,
mais en partie aussi, et surtout, au relâchement des
fibres musculaires de la tumeur. Celles-ci en se contractant produiraient l'effet inverse. Le fait signalé par
Virchow nous paraît absolument établi. Outre que les
assertions d'un savant de cet ordre méritent l'atten -
tion, nous avons noté dans bien des observations ces
alternatives d'accroissement et de diminution. Chez
de certaines femmes, on les voyait se produire régulièrement aux époques menstruelles. Il n'y a là rien
de bien étonnant si l'on veut admettre que les hystéromes participent tant soit peu à la vie générale de
l'appareil génital. Pour ce qui est de l'explication du
fait, on ne voit pas trop qu'on puisse en donner une
meilleure que celle qu'a proposée Virchow. Mais c'est
l'explication qui importe le moins.

Examen à l'œil nu de la coupe d'un corps fibreux. —
Sur une coupe, les corps fibreux arrondis se présentent comme des sphères formées par un feutrage serré
de fibres enroulées autour du centre de figure. Cette
disposition n'est pas constante. C'est dans les corps
développés au sein de la paroi utérine, et dans les tumeurs sous-péritonéales, qu'elle s'observe le plus
fréquemment. Les polypes la présentent moins souvent. Elle manque presque toujours dans les corps
très volumineux. Ceux-ci sont alors simplement ho -
mogènes, lardacés.

Des tumeurs plus ou moins volumineuses paraiss-
sent souvent formées par la fusion de plusieurs petites
masses développées côte à côte autour d'autant de
centres particuliers, et confondues les unes avec les
autres par leur périphérie.

On peut, par un simple coup d'œil jeté sur une coupe faite à travers un myome, constater que ces tumeurs sont peu vasculaires. Il est rare qu'on y puisse apercevoir des artères un peu importantes. Dans des cas peu fréquents, il est vrai, on y a trouvé des veines très-nombreuses et très-larges qui donnaient à la coupe l'aspect d'un tissu caverneux, fait sur lequel nous devrons revenir. Il faut dire tout de suite qu'à l'aspect d'une coupe on ne doit pas toujours vouloir juger la vascularité de la tumeur. Dans quelques cas où, pendant la vie, une section faite dans la tumeur à travers sa portion fibreuse et solide donnait lieu à un écoulement de sang très-abondant, on a pu trouver après la mort, ou après l'ablation de la tumeur un tissu assez pâle, exsangue et qui semblait de prime abord dépourvu de tout vaisseau important.

Les nerfs des tumeurs fibreuses doivent exister. Du moins les vaisseaux qui vont à ces productions, n'en sont probablement pas dépourvus ; mais ils sont trop peu importants pour être vus facilement à l'œil nu. Il faut citer comme une véritable rareté anatomique le cas signalé par Hanot en 1873 à la Société anatomique. Il s'agissait là d'une tumeur fibreuse dans laquelle on rencontrait, en même temps que de grands sinus veineux, de véritables plexus nerveux formés de branches dont les dimensions atteignaient celles des rameaux qui constituent le plexus cervical superficiel.

Examen microscopique. — L'aspect fasciculé que présentent à l'œil nu les surfaces de section des

myomes, se retrouve tout de suite lorsque l'on examine au microscope une coupe mince de ces tumeurs.
On voit, en effet, qu'elles sont constituées surtout par
des fibres lisses groupées en faisceaux plus ou moins,
serrés les uns contre les autres. L'intervalle des faisceaux est comblé par un tissu conjonctif assez variable dans ses caractères et par des vaisseaux. Il faut
du reste dire tout de suite que l'on ne trouve pas deux
tumeurs exactement pareilles, et que tous leurs éléments varient à l'infini au point de vue de leur abondance et de leur développement relatif.

L'existence réelle des éléments musculaires a été
assez difficile à démontrer, surtout parce qu'on
s'adressait à des tumeurs très-dures et anciennes;
il n'est pas difficile sur des tumeurs jeunes et spécialement sur des polypes, d'obtenir par le râclage des
fibres lisses faciles à reconnaître.

Lebert démontrait l'existence des fibres lisses en
étudiant des préparations traitées par l'acide acétique.
Ce réactif montre non pas les cellules, mais les noyaux
en forme de batonnets tout à fait caractéristiques.
On peut, au contraire, rendre les contours des
fibres cellules visibles en faisant macérer les parties à
examiner dans une solution d'acide azotique à 20 p. 100,
ou dans un mélange de cet acide avec le chlorate de
potasse. Mais dans cette préparation même, on
peut rendre ensuite le noyau visible en traitant la
coupe par le carmin, en la lavant ensuite, et en lui
ajoutant enfin de l'acide acétique. Dans une tumeur
fibreuse les faisceaux musculaires sont dirigés dans
tous les sens; il en résulte que dans une même prépa-

ration, la section des faisceaux peut être longitudinale ici, là transversale et ailleurs plus ou moins
oblique. La réalité des éléments musculaires des
corps fibreux a été démontrée d'une façon si surabon-
dante, semble-t-il, qu'il faut citer comme un fait bien
singulier ceci, que deux auteurs assurément distingués Billroth et Rindfleisch, refusent encore de la reconnaître. Ce dernier (1) décrit les tumeurs qui nous
occupent comme des cas particuliers du fibrome simple. Le mauvais choix des tumeurs à examiner est
sans doute la cause de son erreur.

Les dimensions des cellules musculaires paraissent
un peu variables. On a dit souvent qu'elles étaient un
peu plus longues que les éléments de l'utérus à l'état
de vacuité, et moindres, au contraire, que ces mêmes
éléments considérés dans l'utérus gravide. Cette donnée mériterait confirmation.

Le rapport de la portion musculaire de la tumeur à
sa masse totale paraît être aussi très-variable. Selon
Virchow, ainsi que nous l'avons déjà signalé, les
myomes sont composés à l'origine presque exclusivement de fibres musculaires. C'est seulement par un
développement ultérieur du tissu interstitiel que dimi-
nuerait la proportion de ces éléments. L'épaississe-
ment et l'induration progressive de ce tissu interstitielle entraînerait peu à peu l'atrophie du tissu
musculaire, et l'on verrait ainsi certaines parties des
myomes, ou même des myomes tout entiers se trans-
former à peu près complètement en des fibromes. Les

(1) Rindfleisch. Traité d'histologie pathologique, traduction de Gross,
1873, p. 146.

tumeurs qui résultent de ces transformations peuvent parfaitement, si elles sont méconnues dans leur développement, être prises pour de véritables fibromes. Ces données de Virchow semblent être parfaitement en rapport avec les faits. Comparez les deux examens histologiques rapportés pages 177 et 178 de ce travail Dans l'une des tumeurs, la fibre musculaire lisse règne presque seule. C'est une tumeur en voie de développement. Sur l'autre qui était plus ancienne, le développement des éléments conjonctifs commence à étouffer le tissu musculaire.

Suivant que les examens des histologistes ont porté sur des myômes plus ou moins durs, plus ou moins anciens, la proportion des fibres musculaires a varié d'une façon absolue. On trouve dans certains examens que les fibres lisses formaient les deux tiers de la tumeur. Dans d'autres, elles n'en forment plus que la moitié; la proportion s'abaisse au quart pour certaines, enfin elle est moindre encore dans quelques cas (1[10, Robin, *Dict. de Nysten*, article corps fibreux).

La conclusion à tirer de ces faits nous paraît évidente. Les résultats sont différents, parce que les tumeurs ne sont pas du même âge. C'est d'une question d'évolution que dépendent les différences observées.

Le tissu cellulaire qui s'ajoute ainsi aux fibres lisses pour constituer presque toute la masse myomateuse, peut présenter les formes les plus diverses de la substance conjonctive. Tantôt c'est une matière homogène ou vaguement fibrillaire, fort tenace; tantôt c'est un véritable tissu formé de fibres lamineuses réunies en faisceaux serrés. A côté de ces éléments

définitifs, presque tous les examens anatomiques signalent des corps fibro-plastiques fusiformes, et des
cellules plus ou moins arrondies (cellules embryonnaires ; éléments fibro-plastiques à l'état de noyaux
libres). Un fait bien digne de remarque, c'est que,
presque toujours, et surtout dans les productions peu
anciennes, on rencontre de véritables îlots mesurant
jusqu'à 1 millimètre de diamètre, constitués uniquement par des cellules embryonnaires. Autour d'eux,
éléments conjonctifs, et cellules musculaires semblent être en voie de développement. Parfois, comme
dans les cas que nous citons page 177, c'est à la périphérie de toute une tumeur que se présentent ces particularités anatomiques. Ne surprenons-nous pas
dans ces myomes de véritables foyers de développement ? Dans ce dernier fait, en particulier, la chose
paraît démontrée ; mais nous nous bornons à poser la
question sans insister sur des faits qui ne sont pas
de notre compétence.

Dans l'intervalle des faisceaux musculaires, au milieu du tissu conjonctif, se rencontrent des vaisseaux.
Nous n'avons pas besoin de rappeler que la vascularité des myomes a été presque entièrement niée.
Selon Cruveilhier ces tumeurs ne renferment pas d'ordinaire la plus petite artère, mais seulement des
veines. Cette opinion trop exclusive allait à l'encontre
des opinions de presque tous les auteurs anciens.
Bayle, Dupuytren, Oldham, Saviard, ont non-seulement admis, mais démontré des vaisseaux artériels
dans des fibromes utérins. Cambernon (1), dans son
remarquable travail sur les polypes utérins, s'éten-

(1) Cambernon. Th. inaugurale, Paris, 1840, n° 119, p. 14 et suiv.

dait longuement sur la fréquence des polypes fibreux vasculaires. Le professeur Broca dit qu'on voit des myomes utérins dans lesquels existent, outre des veines, des artères capables de produire des hémorrhagies sérieuses. Enfin, pour Virchow (1), ces tumeurs sont toujours vasculaires, peu ou prou ; mais le plus souvent les artères n'y sont qu'à l'état de capillaires. Quant aux veines, il a ajouté aux exemples de Cruveilhier des cas nombreux, et fait l'histoire de l'ensemble des myomes à système veineux très-développé, sous le nom de *myome télangiectasique*.

Il ajoute que tous les vaisseaux des hystéromes diminuent considérablement en quantité quand ces productions tendent à passer à l'état fibreux. C'est pour cela que, selon lui, les tumeurs dures et élastiques sont si peu vasculaires. En réalité, ainsi que nous l'avons indiqué déjà, la pauvreté en vaisseaux des tumeurs fibreuses est surtout apparente. Ces tumeurs, à la période de leur existence où elles sont encore vasculaires, sont constituées essentiellement par une masse de tissu contractile, qui revenant sur lui-même après l'ablation des tumeurs, comme par le fait d'une véritable rigidité cadavérique, efface à peu près complétement le calibre des artères. Sur des coupes microscopiques, les vaisseaux sont plus faciles à reconnaître ; mais ici encore, on les trouve presque complètement effacés Ce phénomène pourrait être attribué, au moins en partie, à la disposition particulière que nous trouvons mentionnée dans la note de M. Coyne, et qui est représentée dans la notre, planche 2, fig. 3. On voit en

(1) Loc. cit., t. III, p. 304.

effet qu'il existe en dehors des couches normales qui constituent les parois des artérioles, une deuxième couche musculaire dépendant de la tumeur et dont les faisceaux sont dirigés de telle façon, qu'en se contractant, ils étranglent véritablement le vaisseau (1).

On ne sait pas exactement à quoi s'en tenir sur les vaisseaux lymphatiques des hystéromes. Dupuytren affirme en avoir vu, Cruveilhier ne les a pas rencontrés. Si l'on admet comme démontrées les données qui tendent à prévaloir maintenant sur la constitution du système lymphatique, il faut, *a priori*, penser que les hystéromes ne sont pas dépourvus de ces vaisseaux. En parlant des vaisseaux sanguins, en parlant surtout du tissu conjonctif, on évoque l'idée du système lymphatique qui leur est si intimement lié.

Nous n'avons rien à ajouter à ce que nous avons dit déjà des nerfs des myomes. Leur existence a été rarement signalée. Ils doivent exister au moins en tant que nerfs vasculaires. Mais nous serions embarrassé pour dire quelle est leur importance. Jouent-ils un certain rôle dans la production de ces douleurs dont les myomes deviennent parfois le siége, ainsi que nous le verrons ? C'est ce qu'il nous est impossible de dire.

(1) Virchow a signalé (Traité des tumeurs, t. III, p. 405) que les vaisseaux des myomes utérins, et spécialement des polypes, possèdent des parois très-riches en éléments musculaires. Dans un travail récent de Demarquay et St-Vel, le Dr Chouppe aurait fait une note où se trouvait bien expliqué, outre la richesse propre des vaisseaux ou fibres musculaires, une disposition des faisceaux extérieurs toute pareille à celle que M. Coyne nous a montré (Ann. de gynécologie, avril, 1875, p. 252).

§ 2. — Des corps fibreux modifiés.

La *régression graisseuse* des corps fibreux, selon Virchow, est peut-être un phénomène constant. Elle a été constatée bien des fois directement à l'aide du microscope. Elle peut conduire à la guérison spontanée. La disparition complète des tumeurs fibreuses ne semble pas avoir été suffisamment démontrée ; mais, par contre, on a pu suivre des diminutions considérables dans leur volume, dues probablement à cette régression. Ces tumeurs peuvent, sans doute, subir une sorte de décrépitude sénile, comparable aux atrophies que présentent tous les organes musculaires dans un âge avancé (Virchow).

L'*induration fibreuse* se fait aussi, souvent, avec les progrès de l'âge, par le développement exagéré du tissu interstitiel et la rétraction consécutive de ce tissu. Nous avons dit que certains myomes finissaient de la sorte par présenter l'aspect de fibromes véritables.

La *crétification* ou infiltration calcaire succède d'ordinaire à l'induration. Pourtant on peut rencontrer quelquefois des dépôts calcaires dans des tumeurs peu résistantes, comme par exemple cela se voit dans l'observation de Pepper citée p. 180.

La crétification se fait par un dépôt de grains calcaires qui suit ordinairement la direction des faisceaux fibreux. Ces grains, d'abord microscopiques et espacés, augmentent en nombre et en volume. Ils finissent par confluer et par former des concrétions allongées, terminées par des surfaces arrondies. Ces concrétions se réunissent à leur tour en masses plus grandes qui, soumises à la macération, laissent libres des fragments calcaires, sinueux, ramifiés, analogues dans leur forme à des masses de corail. Ainsi se constitue ce que l'on a appelé les pierres utérines. Virchow a montré que l'on pouvait en décalcifiant ces pierres, retrouver des fibres musculaires. Henocque (1) a vérifié la persistance de ces fibres en 1873, sur une pierre utérine recueillie par Amussat en 1829. C'est dans les éléments du tissu conjonctif que le dépôt calcaire s'est donc fait, en respectant jusqu'à un certain point les éléments musculaires,

L'ossification véritable que les anciens croyaient ordinaire (ils interprétaient mal la crétification), paraît n'avoir été observée qu'une ou deux fois.

L'œdème que Cruveilhier a signalé, et qu'il rapporte d'après ses autopsies à une phlébite des veines qui rampent autour des tumeurs, paraît un phénomène rare, ainsi que le fait remarquer M. Guyon. On l'a signalé à la suite de grandes hémorrhagies, dans des cas où la mort n'a pas tardé à se produire (2 cas. — Guyon). C'est un phénomène, en somme, assez peu connu, et il faudrait bien se garder de considérer comme des cas d'œdème, tous les faits dans lesquels des tumeurs volumineuses, rapidement développées, auront présenté une mollesse plus ou moins voisine de l'état fluctuant. Ce point paraît demander encore quelques recherches.

Le *ramollissement partiel* des tumeurs a été attribué généralement aux mauvaises conditions dans les-

(1) Henocque. Archiv. de physiologie, 1873.

quelles leur nutrition peut s'opérer. Il débute, en effet, presque toujours par le centre de la tumeur qui, dans les corps durs, peu ou point vasculaires, est fort éloigné de toute source d'alimentation. Voici la seule description microscopique que nous en connaissions. Elle est due à Virchow (1) :

« Quelques points s'étaient transformés en un tissu mou, d'un jaune blanchâtre, comme floconneux; on trouvait çà et là des vides remplis de liquide clair, autour desquels le tissu était très-délicat, et se laissait étirer en longs cordons filiformes et membraneux. La modification me semble provenir du tissu connectif qui présentait encore par places des faisceaux de fibres, tandis que dans d'autres endroits, il ne formait plus qu'une masse vaguement striée, plutôt amorphe, et çà et là granuleuse et ponctuée; cette masse présentait, au microscope, des fibres élastiques en trèspetite quantité, des noyaux épars, et beaucoup de renflements particuliers, arrondis, quelquefois granuleux, rappelant presque des cellules ganglionnaires. Ils étaient rangés le long des filaments comme les grains d'un chapelet. Il existait de nombreux vaisseaux dilatés, en partie variqueux. On distinguait encore en beaucoup d'endroits les fibres musculaires, cependant elles étaient granuleuses, ponctuées, comme les fibres du cristallin dans la cataracte; sur d'autres points elles n'étaient plus avec leurs noyaux qu'à l'état de détritus granuleux. »

Ces petits vides, remplis de liquide clair, dont il est parlé dans notre longue citation, sont l'origine des

(1) Virchow. Pathologie des tumeurs, t. III, p. 308.

cavités centrales que Cruveilhier a si bien nommé des géodes. Ce sont des cavités à parois irrégulières, traversées par des faisceaux qui ont subsisté au milieu de la destruction des faisceaux voisins. Elles ne paraissent jamais douées d'une paroi propre. Leur contenu est le plus souvent séreux, ainsi que Cruveilhier l'indique ; mais ce n'est pas une règle absolue. On y a trouvé des liquides diversement colorés.

Il s'y est fait souvent des hémorrhagies qui ont modifié considérablement leur contenu. On a cité des cavités géodiformes qui avaient acquis un développement considérable. Ces cas sont peu communs. Les géodes n'atteignent presque jamais, croyons-nous, les dimensions que peut présenter une autre espèce de kyste dont nous aurons à parler.

Corps fibreux lacuneux. — Il y a des exemples de corps fibreux dans lesquels la masse du tissu était pleine de fissures, de fentes, de lacunes tantôt vides, tantôt pleines d'un liquide séreux ou séro-sanguinolent. Ces lacunes sont différentes des géodes par leurs parois, qui sont parfaitement lisses, et par leur multiplicité dans une même tumeur Virchow pense qu'elles résultent, ou bien de quelque état particulier des lymphatiques de la tumeur, ou bien d'une transformation muqueuse du tissu conjonctif.

Péan et Urdy (1) citent un cas de fibro-myome, probablement péri-utérin, qui était évidemment un de ceux que nous signalons ici. Ces auteurs lui donnent la qualification de corps fibreux à géodes; mais la figure qu'ils en donnent, montre bien de quoi il s'agissait. Il est probable que des lacunes de cette

(1) Péan et Urdy. Hysterotomie, Paris, 1873, p. 150.

espèce peuvent, dans quelques cas, devenir aussi le point de départ de kystes plus ou moins volumineux ; mais ce n'est pas encore à des formations de cet ordre que se rapportent généralement, croyons-nous, les grands kystes des corps fibreux. C'est un point sur lequel nous reviendrons, après avoir étudié les différentes espèces de corps fibreux dans leurs connexions avec l'utérus.

Inflammation. — Les corps fibreux, durs et anciens, ne sont guère susceptibles de s'enflammer. Le tissu celluleux qui les enveloppe peut, seul, devenir le siége d'une inflammation circonscrite ou diffuse.

Les faits de ce genre sont communs. Ils s'expliquent aisément par la nature même de cette zone lâche que nous avons vue s'interposer aux corps fibreux et au tissu utérin. Sous l'influence d'une inflammation violente, des abcès plus ou moins étendus s'établissent à la surface des corps fibreux, et produisent, en quelque sorte, leur décollement.

Ces collections purulentes peuvent même s'étaler sur tout le pourtour de la tumeur, et aboutir en définitive à la séparer complètement des parties voisines. Dans un cas curieux, de Dance, que l'on trouvera plus loin, p. 185, l'inflammation suppurative s'était emparée de la zone celluleuse d'un hystérome qui restait ballant et suspendu dans une large cavité pleine de pus, par quatre petits pédicules étroits et courts. C'était les restes des connexions naturelles de l'hystérome avec le tissu utérin.

Quand un hystérome est ainsi isolé des parties voisines, il ne constitue plus dans l'utérus qu'un corps étranger flottant dans une cavité purulente. La cavité tend à s'ouvrir de divers côtés, soit vers la paroi abdominale antérieure, soit vers la cavité péritonéale, soit vers la vessie et le rectum, et la production morbide peut finalement se trouver éliminée par différentes voies.

Des inflammations circonscrites ou diffuses peuvent aussi se voir au sein même des corps fibreux ; mais ce sont presque toujours des corps assez vasculaires qui sont atteints de la sorte. On a surtout noté ce phénomène à une époque rapprochée de l'accouchement, c'est-à-dire dans des tumeurs profondément modifiées, ainsi que nous le montrerons. (Voir p. 126 et suivantes.)

Quelle que soit la période à laquelle s'observe cette inflammation, on a trouvé au sein des hystéromes des collections purulentes plus ou moins étendues, des ramollissements partiels, des foyers hémorrhagiques, des phlébites, et enfin des gangrènes partielles ou totales.

La *gangrène de la tumeur* peut être, ainsi que nous l'avons signalé, le fait d'une inflammation violente. Elle peut succéder à une simple striction exercée autour d'une portion plus ou moins allongée de la production morbide. Le col utérin a été plus d'une fois cet agent producteur de la gangrène.

Dégénération cancéreuse. — Elle est rejetée par tous nos auteurs classiques. Jamais, disent-ils, on n'a vu une tumeur maligne se développer primitivement dans un myome utérin. Cette affirmation a été faite d'une façon d'autant plus catégorique, qu'il s'agissait de réagir contre l'ancienne opinion d'après laquelle tu-

meur fibreuse et cancer avaient entre eux la plus
grande affinité. Virchow cependant sans admettre une
prédilection pour le carcinome de la part des myomes,
pense qu'on peut voir ces tumeurs devenir tout aussi
bien qu'une partie quelconque et saine de l'utérus, le
siége soit du cancroïde, soit du sarcome (Traité des
Tumeurs, t. III, p. 313). C'est au moins une opinion
très-raisonnable.

La coïncidence d'un myome utérin et d'un cancer
du col n'a rien qui doive étonner ; la fréquence de
l'une de ces affections égale à peu près la fréquence de
l'autre, et les deux ne s'excluent pas.

Il est hors de doute que des épithéliomes ou des sar-
comes de la matrice, nés au voisinage d'un myome,
ont pu s'étendre jusqu'à lui en gagnant de proche en
proche, et l'entamer finalement comme ils avaient fait
du tissu utérin lui-même.

II.

DES CORPS FIBREUX DANS LEURS RAPPORTS AVEC L'UTÉRUS.

Depuis Bayle, les corps fibreux sont distingués en
trois classes, au point de vue de la position qu'ils occupent dans la matrice : sous-péritonéaux, sous-muqueux, interstitiels ou intra-muraux. On dit souvent
qu'à l'origine, tous sont interstitiels. Ils passeraient
aux deux autres états par des transformations ulté-
rieures. C'est là, comme le dit le professeur Broca,
une idée théorique. On voit sous le péritoine à l'état

de liberté complète, des myomes fort petits qui, vrai-
semblablement, n'ont jamais occupé une autre position. On sait, d'ailleurs, que des tumeurs de cette nature se trouvent souvent dans les annexes de l'utérus.
Des myomes adutérins, plutôt que franchement utérins, peuvent ainsi s'accoler à la matrice, et se confondre tout à fait avec des tumeurs semblables qui
seraient nées au sein de cet organe. On ne saurait admettre pour ces tumeurs la couche utérine enveloppante qui, selon Guyon, existe presque toujours.

Cette même couche enveloppante a été considérée
comme encore plus constante dans les tumeurs sous-
muqueuses. Cependant, dans bien des cas, ici même,
elle a paru manquer.

Le professeur Broca dit qu'il a vu plusieurs exemples d'hystéromes sous-muqueux dépourvus de cette
gaîne ; « mais tous, ajoute-t-il, avaient un volume
assez notable ; ils étaient déjà pédiculisés, et quoiqu'ils eussent perdu toute connexion de continuité
avec la couche musculeuse, on pouvait expliquer cet
isolement par les tractions que le poids de la tumeur
avait exercées sur les fibres environnantes. »

On pourrait admettre aussi que ces productions se
sont formées dans la couche du tissu utérin la plus
rapprochée de la muqueuse, et qu'elles étaient, pour
ainsi dire, adutérines en sens inverse des tumeurs
sous-péritonéales.

Il est certain, du reste, que des tumeurs fibreuses se
développent très-souvent dans la paroi même de l'organe, et y restent contenues pendant toute leur existence, engaînées qu'elles sont dans une sorte de dé-
doublement de cette paroi. Elles constituent les tumeurs interstitielles.

Jetons un coup d'œil sur chacune de ces trois classes de myomes. Après les avoir envisagées séparément, nous ferons brièvement l'histoire d'une variété de tumeur, qui peut succéder à l'une quelconque des espèces précédentes, mais qui mérite à bien des points de vue une description spéciale, nous voulons parler de la variété fibro-kystique des tumeurs fibreuses de l'utérus.

§ 1. — Tumeurs interstitielles.

Les tumeurs interstitielles sont celles qui se sont développées au sein du tissu utérin, et qui restent enveloppées de toute part par ce tissu. Presque toujours on trouve dans les autopsies, surtout lorsqu'il s'agit de femmes qui sont mortes d'autres causes, que ces productions sont bien circonscrites. Elles paraissent souvent complètement isolées de la substance utérine, revêtues même par une couche de substance conjonctive qui leur forme comme une gaîne. On a signalé dans cette zone d'enveloppe, des bourses séreuses véritables. Les cas de Verneuil et de Fenerly sont cités partout. Nous essaierons de montrer bientôt que, presque tous les grands kystes des corps fibreux ont pour origine des productions analogues.

Cet isolement des myomes se rencontre certainement dans le plus grand nombre des cas, lorsqu'il s'agit de tumeurs qui possèdent seulement un moyen volume. Les petits corps durs, secs et nacrés, que l'on trouve à l'autopsie dans les utérus de vieilles femmes, n'échappent jamais à cette disposition. Il ne faut pas croire cependant que les myomes, même les plus facilement isolables, soient tout à fait dépourvus de connexions avec le tissu utérin. Outre les vaisseaux peu nombreux, sans doute, mais à peu près constants, ainsi que nous l'avons vu, qui se portent de l'extérieur dans la tumeur, une foule de petits liens l'unissent aux parties voisines. Ce sont des faisceaux analogues à ceux qui forment la tumeur, mais des faisceaux lâches et faciles à séparer les uns des autres. Ces petits liens fibreux s'enroulent par une de leurs extrémités sur la surface du myome, et par l'autre sont en continuité avec le tissu utérin. C'est cette zone neutre, également étrangère à l'utérus et à la tumeur, que l'on appelle l'atmosphère celluleuse du corps fibreux. Dans cette zone, les veines prennent souvent un énorme développement, et constituent des sinus dont les inflammations sont la source de grands dangers.

Toutes les tumeurs interstitielles ne répondent pas à cette description. On en a rencontré qui étaient sur une étendue plus ou moins considérable en continuité intime avec le tissu de la matrice. Cette connexion a été constatée souvent, et de la façon la plus malheureuse, par les chirurgiens qui, se fiant à l'isolement ordinaire des myomes, tentaient l'énucléation de ces tumeurs. Lebert, qui avait souvent noté ces adhérences, les considérait comme normales et en rapport avec le mode de développement des tumeurs. Les myomes étaient pour lui des hypertrophies circonscrites de l'utérus. La considération des adhérences, dont nous venons de parler, l'avait en grande partie conduit à cette idée.

Les auteurs classiques, Cruveilhier, Guyon, Broca,
ont dans tous leurs travaux insisté sur l'isolement des
myomes. Ils ont presque négligé l'étude des tumeurs
très-adhérentes ; pour eux, cet état est purement acci-
dentel ; il dépendrait même le plus souvent d'un travail inflammatoire chronique. Mais c'est là une hypothèse, que, selon nous, beaucoup de faits con-
tredisent. Virchow est bien loin de l'admettre. Pour
lui, à l'origine, toute tumeur interstitielle est en con
tinuité avec le tissu utérin. C'est plus tard seulement,
qu'en devenant dure, elle s'isole des parties voisines.
En fait, on a rencontré assez souvent, sur une des
parois de l'utérus, ou au fond de l'organe, des tumeurs
fibreuses qui, sur presque aucun point, ne pouvaient
être séparées de son tissu propre. Ces productions, qui
d'ailleurs offraient tous les caractères étiologiques,
symptomatiques, pronostiques des autres corps fibreux, auraient pu tout aussi bien être considérées
comme des hypertrophies utérines plus ou moins
étendues. Entre ces faits où l'hypertrophie est si apparente et les tumeurs interstitielles nettes, il y a,
comme le dit Virchow, tous les degrés. Ainsi, on
trouve des surfaces d'implantation très-larges dans
certaines tumeurs, comme on l'a vu trop souvent pendant des tentatives d'énucléation, dans d'autres cas,
ces surfaces se réduisent à fort peu de choses ; quelquefois, c'est une sorte de mince pédicule intrapa-
riétal qui unit seul, d'une façon solide, le myome
à la surface utérine. On a pu voir plusieurs pédicules de cette espèce pour une même tumeur.

L'objection souvent faite à cette manière de voir,
que les hystéromes petits et partant peu anciens, sont
toujours libres d'adhérences, nous paraît pouvoir se

réfuter aisément. On ne doit pas juger de l'âge des myomes à leur taille, ainsi que nous l'avons dit. Ils commencent sans doute par être fort petits ; mais beaucoup aussi finissent par là. Un tout petit myome, dur et nacré, trouvé dans l'utérus d'une femme âgée, est probablement le reste d'une tumeur jadis plus volumineuse, et non le germe d'une production nouvelle.

Les tumeurs interstitielles peuvent se trouver en nombre plus ou moins considérable dans les parois d'un même utérus. Il peut n'en exister qu'une seule ; ce dernier cas est le moins fréquent. Elles coexistent souvent avec des corps fibreux sous-péritonaux et avec des polypes.

Elles peuvent être situées dans tous les points du corps et du col de l'utérus. Leur fréquence en tel ou tel point a été l'objet de recherches bien connues, mais dont les résultats sont en somme peu importants. La face postérieure de l'utérus est plus sujette à porter ces productions que les autres parties de l'organe, mais il ne faut pas exagérer l'importance de cette donnée. Aran pense que les corps fibreux du col sont plus communs qu'on ne croit. Selon lui, leur pédiculisation, quand elle a lieu, ne se fait jamais primitivement du côté de la surface vaginale du col, mais surtout vers la cavité. Virchow, avec Safford Lee, soutient plutôt l'opinion contraire (1).

Nous ne voulons pas insister par avance sur la pédiculisation des tumeurs fibreuses. Elle est admise pour un certain nombre de tumeurs primitivement interstitielles, sinon pour toutes, aussi bien que pour des tumeurs sous-muqueuses ou sous-péritonéales. Les contractions du tissu utérin au sein duquel la

(1) Virchow. Loc. cit., t. III, p. 408.

myome est contenu ; le poids même de la tumeur qui
tend à la séparer sans cesse des parties placées au-dessous d'elle, voilà les principaux agents invoqués pour
expliquer cette pédiculisation, nous allons revenir sur
ce point (voir page 44).

Un grand nombre de corps interstitiels peuvent
rester au sein de la paroi utérine, qu'ils y adhèrent
ou non, et acquérir un grand développement, tout en
y restant contenus. Ils peuvent sous cette forme présenter quelquefois des particularités propres à tromper
le chirurgien et à lui faire admettre une pédiculisation qui n'existe pas. Ainsi, certains myomes de la
face postérieure poussent une sorte de pointe vers le
périnée, en dédoublant la paroi utérine. Ils donnent
ainsi naissance à une espèce de lobe, qui vient se
loger entre le vagin et le rectum, au-dessous du cul-
de-sac péritonéal qui se trouve repoussé par en haut.
D'autres fois, après s'être d'abord développés dans
une portion plus ou moins élevée de l'utérus, certains
myomes s'avancent de la même manière jusqu'au voisinage du col utérin. Arrivés là, ils peuvent proéminer
par leur partie inférieure dans la cavité du col qui
s'entr'ouvre sous leur pression. La partie ainsi proéminente peut même franchir le col et remplir le vagin.
On pourra croire alors à l'existence d'un polype
utérin, tandis que l'on aura seulement devant les
yeux un lobe de corps fibreux, lequel a repoussé
devant lui la paroi utérine (1).

Les détails dans lesquels nous sommes entré sur
la connexion des corps interstitiels avec les parois

(1) Plus d'une opération inutile a été commencée à la suite d'une erreur
de ce genre. Lorsque ces lobes saillants se trouvent frappés de gangrène, il
est facile de croire à un cancer du col. Cette seconde erreur a été commise
aussi plus d'une fois.

utérines, font déjà connaître que, dans un certain nombre de cas, il est impossible de trouver ce que l'on a appelé la capsule utérine des corps fibreux. Cette enveloppe du tissu normal existe bien réellement dans un grand nombre de cas ; mais rien absolument ne saurait faire supposer à l'avance ce qu'elle peut être pour un corps fibreux déterminé.

Nous n'avons pas grand'chose à ajouter touchant la vascularisation de cette espèce de tumeur fibreuse. Elle varie, comme nous l'avons dit, à l'infini. Beaucoup de ces productions, celles qui sont anciennes et dures sont plus ou moins complètement dépourvues de vaisseaux ; par contre, c'est dans les grandes tumeurs interstitielles qu'a été observé l'état caverneux dont nous avons parlé. Ce sont encore les tumeurs de ce genre, qui, à la coupe, pendant la gastrotomie, donnent lieu à des hémorrhagies incoercibles, non-seulement par leur périphérie, mais aussi par leurs parties centrales. Nous aurons à signaler des bruits vasculaires plus ou moins intenses, observés à l'auscultation de ces tumeurs.

§ 2. — Polypes, tumeurs sous-muqueuses

Des différentes formes de tumeurs fibreuses, c'est le polype qui a le plus occupé les chirurgiens. Son histoire a toujours été plus avancée que celle des autres variétés des myomes. On n'y a guère ajouté rien depuis les travaux de Guyon, de Montfumat et du professeur Broca. Nous rappellerons seulement et très-rapidement quelques traits particuliers de leur physionomie.

Cruveilhier les avait distingués en deux espèces,

les polypes implantés, et les polypes adutérins. Le sens des deux termes est facile à comprendre. En disant adutérin, on entend signifier que la tumeur fibreuse est isolée de la masse utérine, que le pédicule dont elle est enveloppée est constitué par la muqueuse uterine seule ou bien doublée d'une couche généralement insignifiante de tissu utérin ; mais en tout cas la masse du polype ne se continue pas ici directement par son pédicule avec le tissu propre de l'utérus. Dans le cas de polype implanté, au contraire, le tissu de la tumeur, celui du pédicule et celui de l'utérus sont en continuité absolue. Le revêtement muqueux se surajoute, bien entendu, à la masse polypeuse.

Velpeau faisait la même distinction. Il appelait la dernière espèce, polypes par hypertrophie, et la première, polypes vrais. Il croyait que, dans le premier cas, la section du pédicule pouvait entraîner une hémorrhagie assez sérieuse, par le fait d'une continuité directe au sein du pédicule, entre les vaisseaux du polype et ceux de l'utérus. Cette continuité a été notée bien souvent, et nous tenions à montrer comment des auteurs qui, pour toutes les autres tumeurs, admettaient l'isolement absolu des myomes, avaient dû, pour les polypes, renoncer à leurs principes.

Selon Aran, West, Virchow, et d'autres, c'est sous cette forme de polype implanté, de polype par hypertrophie, de polype en absolue continuité avec l'utérus, en un mot, que l'hystérome pédiculé se rencontre le plus souvent. En même temps qu'il nous offre ce caractère, il présente aussi dans le plus grand nombre des cas une structure spéciale, sur laquelle presque tous les histologistes, et Ferrier en particulier, ont insisté. Son tissu est plus mou, plus musculaire, et

il est généralement dépourvu presque complètement
de ces centres multiples d'enroulement qui ne manquent guère dans les tumeurs intestitielles. A l'œil
nu, les polypes paraissent généralement homogènes ou presque homogènes. C'est à titre d'exception
que l'on publie de temps en temps des observations
dans lesquelles la production morbide était nettement
formée de plusieurs tumeurs secondaires. En voici un
exemple dû à M. Desormeaux (1) :

« Le polype extirpé offre une longueur de 15 centimètres environ. Sa partie inférieure est grisâtre et
composée d'un tissu fibreux normal et macéré dans
le pus sanieux qui le baignait. La partie supérieure
est formée de trois ou quatre tumeurs de la dimension
d'un gros marron, dans l'intervalle desquelles on
en trouve d'autres plus petites, en grand nombre, qui
varient du volume d'une noisette à celui d'un noyau
de cerise. Toutes ces tumeurs sont plongées dans une
masse de tissu utérin. En plusieurs points, dans l'intervalle des tumeurs, on trouve des épanchement sanguins dont plusieurs, formés de caillots, sont entourés
d'une membrane kystique de nouvelle formation, et
rappellent l'aspect des foyers apoplectiques du cerveau et ceux qui se forment dans certaines tumeurs
encéphaloïdes. » Les cas de ce genre sont assez rares.

Il paraît probable, mais on ne peut malheureusement invoquer ici l'observation directe, que deux
espèces de polypes aussi tranchées doivent avoir présenté une évolution différente. Pour ceux qui n'ont
pas de continuité intime avec le tissu même de l'u-
térus et qui sont constitués par des tumeurs fibreuses

(1) Desormeaux. Soc. de chirurgie, séance du 5 décembre 1866, in Gaz.
des hôpitaux, 1846, n° 146.

multiples, il nous paraît naturel de supposer qu'ils ont été précédés, pendant une période de temps plus ou moins longue, par un hystérome sous-muqueux et même interstitiel, lequel aura pu, à la façon ordinaire, s'isoler préalablement du tissu utérin. La transformation d'une tumeur de cette espèce, non pédiculée, en un polype, est admise sans conteste. Le mécanisme de cette transformation est facile à concevoir et à exposer.

Une tumeur fibreuse est placée sous la muqueuse, qui revêt la paroi intérieure de la matrice, par exemple. Toutes les fois que surviendra une contraction utérine, elle sera repoussée du côté de la muqueuse et celle-ci se trouverait bientôt refoulée ou traversée par la tumeur, si, pendant les contractions utérines, l'hystérome ne rencontrait pas dans la paroi opposée de l'utérus une résistance égale précisément à celle qui la presse. Ainsi arrêté entre deux forces égales, l'hystérome reçoit du fond de l'utérus une impulsion de haut en bas, qui peut n'être pas équilibré par la contraction musculaire des parties inférieures de l'utérus. L'épaisseur de la paroi supérieure de l'utérus, la direction de ses fibres expliquent la prépondérance de son action. Le myome tend en conséquence à sortir obliquement de la paroi utérine et à gagner la cavité. Plus il proéminera du côté de l'utérus, plus il deviendra accessible à la pression des fibres utérines. Toujours poussé vers le col, tiraillé, allongé, il se pédiculisera de bonne heure, s'il n'est pas trop volumineux ; mais on conçoit aisément que si ces pressions s'exercent sur un myome d'un volume trop considérable, elles soient incapables, dans quelques cas, d'amener une pédiculisation complète. Le corps,

dans ce cas, proéminera seulement dans la cavité utérine. Il restera attaché par une base plus ou moins
large à la paroi utérine. Ainsi sera constituée une espèce de tumeur intermediaire entre la forme interstitielle et la forme pédiculée, la tumeur sessile.

Des tumeurs déjà pédiculées peuvent continuer à
grandir dans la cavité utérine. C'est surtout ce qui se
présente pour les polypes intimement rattachés au
tissu utérin et que Velpeau désignait, comme nous
l'avons dit, sous le nom de polypes par hypertrophie. Leur forme pédiculée paraît due, non-seulement
à l'action que l'utérus exerce sur eux, mais encore à
ce qu'ils continuent à s'accroître énergiquement lorsqu'ils préominent déjà dans la cavité utérine. Dans la
note que nous rapportons à la page 177, il est dit que
toute la surface du polype était entourée d'une zone
embryonnaire au niveau de laquelle se développaient
visiblement de nouvelles fibres musculaires. Nous ne
connaissons pas de fait analogue ; mais nous devons
insister encore une fois sur ce fait, que presque tous
les polypes dont nous parlons offrent des caractères
de jeunesse qui sont en rapport avec la continuité de
leur développement.

Quelles que soient son origne et sa nature, le pédicule peut s'implanter sur tous les points de la face interne de l'utérus. Les auteurs varient assez dans
l'appréciation de la fréquence relative de l'implantation en tel ou tel point. Nous avons cherché à nous
faire une opinion personnelle, d'après les observations
que nous avons parcourues. Nous avouons n'avoir pu
arriver à rien de concluant. Les observations sont en
général rapportées trop sommairement.

La longueur du pédicule n'est pas d'ordinaire très-considérable. Elle peut pourtant atteindre plusieurs centimètres.

L'épaisseur du pédicule est extrêmement variable, et cela se conçoit aisément d'après ce qui précède. Quelquefois le polype ne s'attache à la matrice que sur une étendue presque insignifiante, tandis que dans d'autres cas il y tient par une surface fort large. C'est précisément l'incertitude dans laquelle on se trouve souvent sur les dimensions réelles de la surface d'implantation en même temps que sur la nature véritable du pédicule, qui oblige les chirurgiens à rejeter la torsion dans l'ablation des polypes. Cette torsion serait désastreuse, si elle avait pour effet de porter l'effort de l'opérateur sur le tissu utérin lui-même. La constitution du pédicule se déduit aisément de ce que nous avons déjà dit.

Lorsque le polype aura fait hernie dans le vagin, il pourra présenter des modifications notables. Au point de vue de sa forme, il offrira quelquefois un ou plusieurs étranglements déterminés souvent par la striction qu'exerce sur lui le col utérin. Il pourra aussi avoir subi du côté de son enveloppe des modifications importantes.

Le revêtement muqueux des polypes, par suite des frottements qu'il subit dans le vagin, s'irrite et s'enflamme. Il peut même s'ulcérer par places, et consécutivement contracter avec les parties voisines enflammées aussi et ulcérées, des adhérences plus ou moins solides. Ainsi s'établissent ces pédicules multiples dont on trouve la mention dans plus d'une observation.

§ 3. — Tumeurs sous-péritonéales.

Les tumeurs sous-péritonéales sont parfois, tellement isolées du tissu utérin, quel que soit d'ailleurs leur volume, que leur évolution semble se faire en dehors de toute participation de ce tissu. Il n'y aurait rien d'étonnant à ce que ces productions, si indépendantes de la matrice, quoique placées à sa surface, fussent nées directement sous le péritoine, au milieu, non pas des fibres utérines, mais de ces minces rubans musculaires qui occupent les ligaments larges et qui, selon Rouget, passent d'un côté à l'autre du bassin en s'entrecroisant à la surface de l'utérus. Ce seraient des corps péri-utérins plutôt que des tumeurs utérines ; mais, à tous les points de vue, la distinction est impossible à faire.

D'autres corps fibreux, plus ou moins volumineux, semblent être dans un rapport plus réel avec le tissu utérin. Tantôt ils sont accolés à l'utérus, enveloppés ou à moitié enveloppés dans un mince feuillet de sa substance ; tantôt, au contraire, ils sont rattachés à la matrice par un vrai pédicule. Ce pédicule est variable au point de vue de sa longueur, de son épaisseur, de sa constitution comme celui des polypes intra-utérins. Dans certains cas, il peut être mince, étroit, si bien que le corps est réellement isolé, libre, flottant ; et de même que les pédicules des polypes intra-utérins peuvent se rompre et permettre l'expulsion spontanée de la tumeur, de même ceux-ci laissent en se détruisant tomber le corps fibreux dans la cavité péritonéale, où il constitue un corps libre. Virchow pense que cette terminaison doit être rare ; il prétend ne pas en connaître un seul fait authentique. Dans beaucoup d'autres cas, les myomes sous-péritonéaux sont insérés sur une portion quelconque de la matrice par un pédicule court et large, si large même que l'on ne peut trouver un point rétréci entre le corps de l'organe et la production morbide. On arrive de la sorte à trouver la transition entre les corps interstitiels et les corps sous-péritonéaux. L'implantation du pédicule peut se faire sur tous les points de l'utérus qui nous apparaissent avec un revêtement péritonéal. La face postérieure étant de beaucoup la plus étendue, c'est peut-être à ce simple fait qu'est due la fréquence plus grande à ce qu'il semble des corps fibreux sous-péritonéaux en ce point. Le fond de l'utérus vient ensuite. Il faut rappeler ici ces formes curieuses de myomes sous-péritonéaux qui se développent en forme de bouteille par exemple, dans le cul-de-sac recto-vaginal et qui sont susceptibles de se réduire, à un moment donné, du côté de la cavité abdominale. Guyon en a reproduit dans sa thèse un exemple curieux, emprunté à Huguier. Nous avons eu entre les mains une tumeur tout à fait semblable, grosse presque comme une pomme, et insérée par un très-mince pédicule à la face antérieure du l'utérus.

Nous n'avons pas de détails importants à donner sur la vascularisation des corps fibreux sous-péritonéaux. Selon qu'ils sont en continuité plus ou moins marquée avec le tissu utérin, ils sont plus ou moins vasculaires. Quand ils ont acquis un grand développement, et qu'il s'est établi, entre leur surface et celle des organes voisins, des adhérences plus ou moins intimes, ils peuvent recevoir par ces adhérences des vaissaux volumineux. Mais ce fait n'a rien qui leur soit spécial ; il appartient à toutes les grands tumeurs de l'abdomen.

§ 4. — Tumeurs fibro-cystiques.

Les tumeurs de cette espèce ne constituent qu'une variété, et une variété fort rare de l'hystérome. Il n'y aurait pas lieu de les étudier à part, plutôt que les tumeurs enflammées par exemple ou, que les tumeurs calcifiées, si leur physionomie anatomique et leurs caractères cliniques ne se trouvaient profondément modifiés par l'adjonction des parties liquides aux parties solides de la tumeur. Peut-être même ces raisons n'auraient-elles pas suffi pour nous déterminer à leur consacrer un chapitre à part, si nous n'avions pas tenu d'un autre côté à faire ressortir certains caractères curieux qui appartiennent à une forme particulière de corps fibro·cystiques, celle qui se rencontre le plus communément, croyons-nous.

Péan et Urdy ont consacré à l'étude des corps fibro-cystiques la plus grande partie de leur livre sur l'hystérotomie (1). Malheureusement leurs observations sont généralement incomplètes, et évidemment écrites pour la plupart après coup, de souvenir. Les figures qui sont ajoutées aux observations toutes schématiques, — mais à vrai dire pas beaucoup plus que les observations elles-mêmes, — sont souvent en désaccord avec les faits exposés. Boinet (2) a eu beau jeu lorsqu'il a entrepris de mettre en lumière tout ce

(1) Péan et Urdy. Hystérotomie. Paris, 1873.

(2) Boinet. De la gastrotomie dans les cas de tumeurs fibreuses utérines, interstitielles, péri-utérines, et dans les tumeurs dites fibro-cystiques, in Gaz. hebd., 1873.

que l'on peut relever de contradictions et d'obscurité dans le récit des faits que nous devons à Péan et même à Kœberlé. Il a été trop loin du reste lui-même, puisqu'il a voulu, à force d'argumentation, prouver que les prétendues tumeurs fibro-cystiques étaient constamment, où peu s'en faut, de simples kystes ovariens accolés à une tumeur utérine. L'intégrité des ovaires a été presque partout bien constatée à côté des tumeurs fibro-cystiques dont nous parlons

Nous sommes forcé d'emprunter à Péan plusieurs de ces observations, tout incomplètes qu'elles soient; les faits sont rares, et ce chirurgien, par suite de la pratique spéciale à laquelle il s'est adonné, en a vu un certain nombre. Telles qu'elles sont, ses notes anatomiques pourront nous être de quelque utilité.

Nous avons déjà eu l'occasion d'étudier, ou au moins de mentionner ces cavités qui se creusent au sein d'un hystérôme par dégénération graisseuse et résorption graduelle d'une portion de sa substance. Nous avons signalé aussi les innombrables lacunes qui occupent parfois la masse tout entière de certains myômes, transformés de ce fait en une sorte de tissu spongiforme, et nous avons dit que les faits de ce genre sont très-rares; leur interprétation laisse un peu à désirer. Il s'agit quelquefois dans ces faits, ainsi que le montre Virchow (1), de tumeurs composées, de myo-sarcômes, ou même de simples myxosarcômes de l'utérus.

Laissant de côté ces productions, c'est-à-dire les géodes et les hystéromes lacuneux, nous nous bornerons à étudier avec un peu plus de détail une forme particulière de tumeurs fibro-cystiques qui nous pa-

(1) Virchow. Loc. cit., t. III, p. 39 et suiv.

raît être la plus commune et la plus digne de ce nom.
Nous voulons parler de cette variété de tumeur dans
laquelle, à côté des myômes bien homogènes, bien
constitués pour ainsi dire, on trouve des cavités kystiques distinctes. Il y a là deux espèces de productions
séparées en quelque sorte, les tumeurs liquides et les
tumeurs solides. Elles sont accolées les unes aux
autres, mais ne se pénètrent pas.

Les kystes qui compliquent ainsi les corps fibreux
peuvent occuper des positions très-diverses. Souvent,
et de beaucoup le plus souvent, ils se rencontrent au
voisinage du péritoine dont les sépare seulement une
couche insignifiante de tissu utérin. Il est probable
que cette couche manque même quelquefois. Dans d'autres cas, c'est au sein même de la substance utérine,
entre deux corps fibreux par exemple, ou bien entre un
corps fibreux et la paroi utérine épaissie que les
kystes se trouvent placés. On les a vus siéger entre un
myome volumineux et la muqueuse utérine. Virchow
enfin donne un exemple de polype intra-utérin dans
lequel existaient, à la surface du polype, entre sa
couche superficielle et la muqueuse, un certain
nombre de poches kystiqus analogues à celles que
nous signalons. Nous donnerons successivement quelques exemples appartenant à ces différentes variétés
de position.

A la surface de l'utérus, des kystes sous-péritonéaux peuvent exister en dehors de toute production
fibreuse et même de toute altération de l'utérus. Huguier (1), dans son mémoire bien connu sur les kystes
de l'utérus, les décrit sous le nom de kystes séreux,
par opposition avec les kystes muqueux. Mais ils sont

(1) Huguier. Mémoires de la Soc. de chirurgie, t. I, p. 249.

infiniment plus rares que ces derniers. Les exemples
bien authentiques manquent presque complètement.
M. Péan a représenté, dans son livre sur l'hystérotomie, un utérus à la surface duquel se voit un groupe
de petits kystes sous-péritonéaux.

Nous avons relevé nous-mème un fait rapporté par
Penard (1) qui semble l'analogue de celui que Péan a
figuré ; il s'agissait d'une femme qui n'avait jamais
été menstruée et n'avait pas eu d'enfants. L'utérus,
qui avait chez elle des dimensions à peu près normales présentait, au point de vue qui nous occupe,
les caractères suivants : « Il existe une tumeur fibreuse de 0.01 c. de diamètre sur la partie moyenne
et supérieure de la matrice. La face antérieure de cette
dernière paraît tuméfiée et légèrement injectée. A
gauche on trouve un grand nombre de kystes jaunà-
tres, hydatiformes, indépendants les uns des autres et
fixés au tissu mème de l'utérus. A droite on n'en aperçoit qu'un seul qui paraît complètement logé dans l'é-
paisseur de l'organe. » Dans ce fait, comme on le voit,
il y avait une tumeur fibreuse ; mais elle était, semble-
t-il, indépendante des kystes. Il n'en était pas ainsi,
croyons-nous, dans certaines observations publiées
sous le nom de kystes de l'utérus, par Rotureau, Demarquay et Péan. Nous aurons l'occasion d'examiner
bientôt ces trois faits.

Dans le cas suivant, qui est dù au D' Atlee (2), des
kystes fort petits, et tout à fait semblables à ceux dont
nous venons de parler, siégeaient non plus à la surface d'un utérus normal, mais bien sous le péritoine
qui formait le revêtement d'un corps fibreux. La

(1) Penard. Bulletins de la Soc. anat., 1817, p. 11.
(2) Atlee. American Journal of medical sciences, t. XIX.

femme dont il s'agit subit une tentative malheureuse, non achevée, d'ablation par la gastrotomie, d'une volumineuse tumeur fibreuse. Voici les détails anatomiques qui nous intéressent : « On reconnut après l'incision de l'abdomen, que la tumeur était formée par l'utérus extrêmement développé. Le revêtement péritonéal de la tumeur, soulevé par places, formait des kystes remplis d'un liquide jaunâtre. L'un d'eux, de la grosseur d'une châtaigne, occupait la partie la plus élevée du fond de l'utérus ; un autre plus volumineux et plus irrégulier était placé au côté gauche ; de plus petits siégeaient à la partie inférieure. »

Dans ce fait, comme on le voit, la production kystique est tout à fait comparable à celles que l'on observe à la surface d'un utérus sain.

Dans les observations suivantes nous nous éloignons un peu de ces cas très-simples.

Voici un premier fait publié par M. Péan (1).

Nous indiquons tout ce qui, dans l'observation, a trait à notre sujet :

L'examen de la malade, pendant la vie est rapporté de la manière suivante :

« Les parois du ventre étaient considérablement distendues et présentaient de larges bosselures qui lui donnaient un aspect caractéristique... La consistance des diverses bosselures était inégale ; les unes étaient manifestement fluctuantes, d'autres plus résistantes, plus fermes ; l'une d'elles en particulier située sur le côté droit de l'hypogastre, et remontant jusqu'à l'ombilic, offrait la consistance des tumeurs fibreuses. »

La gastrotomie fut pratiquée chez cette malade, par une incision sur la ligne blanche, étendue depuis

(1) *Union médicale*, décembre 1869 et hystérotomie, p. 124.

le pubis jusqu'à 8 cent. au-dessus de l'ombilic, on arriva sur la tumeur,

« La portion de la tumeur qui se présenta la première était kystique ; elle nécessita un assez grand nombre de ponctions pour vider les loges qui se présentaient,

« La masse kystique fut enlevée par morcellement, ce fut alors, que nous fûmes frappés par l'hypertrophie considérable de l'utérus qui remontait jusqu'à l'ombilic, et qui était tellement accolé au kyste, par sa portion droite et postérieure qu'il était impossible de savoir si cette production morbide n'était pas née aux dépens de l'utérus.

« L'examen anatomique pratiqué après l'ablation de l'utérus, montra : que l'utérus était considérablement hypertrophié, et que son bord gauche se dédoublait en quelque sorte, pour envoyer des prolongements épais et musculaires à la surface de la grande tumeur kystique avec laquelle il était confondu de ce côté.

« Les recherches histologiques faites par le docteur Legros, lui ont également démontré dans tous les points des parois kystiques, des fibres musculaires de la vie végétative. »

Péan ajoute à son observation, dans son livre sur l'hystérotomie, une figure schématique, qui, malheureusement, est loin d'éclaircir la description Elle est en contradiction sur plusieurs points avec les détails de l'observation.

Tout incomplète que soit la description précédente, on voit qu'il s'agit évidemment d'une masse kystique, multiloculaire, accolée à une masse musculaire formée par l'utérus hypertrophié, c'est-à-dire à une sorte de myome diffus. C'était à la périphérie de la tumeur solide, entre le péritoine et la surface externe de la tumeur que siégeaient ces loges, accessibles au palper pendant la vie, et saillant les premières à travers l'incision de la gastrotomie.

Voici encore un fait de Péan (Hystérotomie, p. 135).

Il s'agit d'une tumeur très-volumineuse distendant fortement l'abdomen, bosselée à sa partie supérieure, et se continuant par sa base, sans ligne de démarcation bien marquée avec l'utérus, que l'on sentait jusqu'à un travers de doigt au-dessus de l'ombilic. Cette tumeur atteignait le foie par sa partie supérieure, « au niveau de la partie moyenne, et surtout de la partie supérieure, l'abdomen était rempli par des masses immobiles, dont quelques-unes étaient manifestement fluctuantes... Il était d'ailleurs difficile de fixer leur nombre, ainsi que les rapports qu'elles affectaient entre elles. On constatait seulement la présence de nombreux sillons de séparation. »

On pensa à un kyste hydatique du foie, coincident avec une tumeur fibreuse utérine. Mais une ponction qui fut faite montra qu'il s'agissait d'autre chose.

La gastrotomie fut pratiquée, après l'incision de la paroi abdominale : « l'énorme masse fibreuse qui remplissait l'abdomen se présenta d'elle même à la vue dans toute l'étendue de l'incision.

« Tout d'abord, je cherchai, dit Péan, à l'attirer au dehors, par des tractions modérées, mais je ne pus réussir qu'à la mouvoir légèrement, et à la faire basculer sur elle-même de gauche à droite. Ce mouvement eut pour effet d'amener à la partie supérieure de l'incision quelques-unes de ces masses kystiques dont les relations avec le corps fibreux devinrent alors bien évidentes. Ces différents kystes furent successivement saisis, attirés et ponctionnés. Ils donnèrent issue à dix litres de liquide environ. »

Ainsi réduite, la tumeur fut ensuite attaquée en haut et à gauche. On enleva par morcellement, d'abord la partie kystique, puis un énorme corps fibreux qui lui servait de base. On put enfin attirer au-dehors la masse qui restait, et on constata : « que cet énorme corps fibreux s'implantait sur le corps de l'utérus qu'il occupait dans presque toute son étendue, excepté du côté gauche. »

L'examen de la tumeur est remplacé dans le livre de Péan par une figure schématique que nous reproduisons. (Pl. I. fig. 2.)

Il est à regretter que l'observation manque de détails anatomiques. Telle qu'elle est, elle suffit à montrer qu'il s'agit bien réellement de poches nombreuses, et très-volumineuses, accolées à la surface d'un corps fibreux utérin, plutôt diffus que bien limité, et situées encore entre le péritoine et la surface de la tumeur.

A la page 152, du même travail, Péan fournit un autre fait plus détaillé et plus net. Voici ce que donnait d'abord l'examen pendant la vie : « Je constatai facilement, dit Péan, la présence d'une tumeur fibreuse, de volume énorme, comprimant le diaphragme ainsi que les organes contenus dans la cavité abdominale... On percevait dans l'hypochondre droit une sensation très-nette de fluctuation. Partout ailleurs le palper donnait l'idée d'une masse fibreuse. »

Pendant la gastrotomie on ponctionna la partie supérieure et kystique de cette masse. Issue de 18 litres d'un liquide noirâtre, couleur chocolat, peu

filant, au sein duquel nageaient des caillots sanguins en assez grand nombre. La masse fibreuse qui
restait prenait naissance sur le fond de l'utérus par
un pédicule de la largeur du bras. L'organe lui-même
était singulièrement hypertrophié. Il atteignait le
volume qu'il acquiert au 4e mois de la grossesse. Voici
le résultat de l'examen fait après l'ablation :

« Cette tumeur, d'un volume énorme, et du poids de
10 kilos., présentait deux parties bien distinctes,
l'une solide, l'autre kystique. La partie solide était
dure, criant sous le bistouri principalement vers le
point d'implantation, là où les fibres utérines se con-
tinuaient manifestement avec le tissu propre de la
tumeur ainsi qu'avec la membrane d'enveloppe du
kyste. Dans l'épaisseur de cette partie solide se trouvaient quelques petits kystes tant séreux que sanguins, dont les plus volumineux atteignaient à peine
le volume d'une amande. La partie kystique était
assez régulièrement ovoïde, et possédait une membrane d'enveloppe épaisse de quelques millimètres
seulement. Celle-ci était constituée par le péritoine
épaissi, doublé de tissu cellulaire, et vers le point
d'implantation du kyste, par des fibres musculaires
de la vie végétative. Ajoutons qu'en ce même point
l'enveloppe du kyste était plus épaisse que partout
ailleurs. Le corps fibreux était à nu dans l'intérieur
du kyste. On voyait même plusieurs bosselures qui
venaient faire saillie dans sa cavité. »

La description est complétée par une figure schématique que nous reproduisons : (Pl. I. fig. 1.)

N'est-ce pas d'un fait analogue qu'il s'agit dans
l'observation rapportée par Caternault dans sa thèse,
page 23, sous ce titre erroné selon nous sur plus d'un

point : *Ablation d'une tumeur fibreuse, de la matrice,
Amputation de l'utérus, ascite, kystes du péritoine,
adhérences fortes.* Voici le résumé de cette observation : Une femme de trente cinq ans était affectée
depuis longtemps d'une tumeur du bas ventre, et
en outre d'un épanchement abdominal que l'auteur
de l'observation qualifie d'ascite, mais que Nélaton
avait diagnostiqué être un kyste de l'ovaire. Cet
épanchement avait été par lui, traité comme kyste
par des injections iodées, mais sans succès. Cette
femme est soumise par Kœberlé à la gastrotomie.
Après la section de la paroi abdominale, on arrive
sur l'épiploon très-épaissi, adhérant à la tumeur. On
traverse l'épiploon en coupant plusieurs vaisseaux
qu'il faut lier, et enfin, on arrive, non sans peine,
jusqu'à la tumeur. Celle-ci lisse, dense est encadrée
de tous côtés par les parties voisines. L'intestin grêle
notamment, entoure par en haut ce corps fibreux.
Voilà ce qui est fait ensuite :

« Destruction des adhérences, partie avec le doigt,
partie avec des instruments. Dans cette énucléation
déjà très-pénible et très-laborieuse, on ouvre une
collection séreuse du péritoine (côté gauche). Environ
3 verres de sérosité se répandent dans l'abdomen.
Collection de sérosité très-abondante dans la région
épigastrique, ligatures de plusieurs vaisseaux. »

Suit l'extraction, enfin possible, de la tumeur, laquelle est implantée sur le fond de l'utérus avec lequel
elle fait corps.

« Alors apparut une seconde tumeur qui jusque-là
n'avait pas spécialement attiré l'attention. Au milieu du
paquet de l'intestin grêle, dont toutes les anses étaient
agglutinées, à quelques centimètres au-dessous de

l'appendice xyphoïde, siégeait une production morbide grisâtre et trilobée. Chacun des lobes de cette tumeur présentait une rénitence très-marquée et celui du milieu offrait une résistance très-considérable, semblable à celle d'une vessie très-distendue par du liquide. Le volume de cette dernière poche était celui d'un œuf d'oie. Qu'était-ce?

L'opérateur pensa qu'il s'agissait d'un kyste péritonéal. Il ponctionna la tumeur qui fournit un liquide « parfaitement inodore, aqueux, brunâtre et tenant en suspension une grande quantité de grumeaux petits et blanchâtres. »

Il nous semble que ces faits sont plutôt en rapport avec un kyste adhérent au fibrome. Dans cette manœuvre brutale et aveugle de l'énucléation, il est probable, selon nous, que l'opérateur aura passé entre le corps fibreux et une masse de kystes multiloculaires à travers une des loges de cette masse. Faut-il que nous ajoutions que la mort ne tarda pas à suivre l'opération (12 heures)?

Le cas suivant de Demarquay (1), pourrait bien se rapprocher beaucoup de ceux que nous venons de citer, quoiqu'il ait été donné par Péan comme un exemple de kyste de l'utérus. Il y est dit, en effet, que le tissu utérin interposé aux kystes avait pris un énorme développement. Probablement, il existait là une large base myomateuse. Nous tirons seulement de l'observation ce qui a trait à notre étude. Il s'agit en résumé d'une vaste tumeur de l'abdomen prise pour un kyste ovarien et pour laquelle fut pratiquée la gastrotomie. La mort suivit l'opération au bout de trente-six heures.

(1) Demarquay. Société d'émulation, séance du 2 mai 1868, et Union médicale, 1869, p. 431.

« Tumeur de forme irrégulièrement ovoïde, d'un aspect rougeâtre, et dans certains points, comme marbrée par des taches bleu foncé de dimensions variables, mais la plupart, grandes au moins comme une pièce de cent sous. Une incision à la face postérieure met à nu la cavité d'un grand kyste; ses parois n'ont pas la même épaisseur, suivant le point où on les examine. Du côté droit, elles atteignent jusqu'à 2 centimètres et plus, tandis qu'à gauche, la poche est distendue au point de devenir d'une grande minceur.

« La surface interne du kyste est inégale, parcourue de sillons et de plis; son aspect est généralement blanchâtre, mais elle est sillonnée de veinules nombreuses qui rompent l'uniformité de cet aspect. A gauche, au point où la poche kystique est le plus distendue, sa surface interne est ulcérée. Cette grande cavité à 28 cent. dans le sens transversal et 20 cent. dans le sens opposé.

«Un certain nombre d'autres kystes de bien moindres dimensions existent en différents points de la tumeur. Leur aspect, leur contenu, leur grandeur est variable et l'on pourrait les considérer comme des produits de la même nature à des degrés différents d'évolution. Les uns donnent un liquide filant absolument analogue au liquide renfermé dans le grand kyste, et on remplit ainsi avec le liquide extrait de l'un d'entre eux, la moitié d'un verre à éprouvette. Les autres renferment du sang pur ou à peine altéré. Ce sont ceux-là qui produisent les taches bleuâtres signalées plus haut, et d'où la tumeur tire, en certains points, son aspect marbré. Quelques-uns sont affaissés sur eux-mêmes et ne renferment rien.

« L'examen comparatif de ces divers kystes offre certaines particularités bonnes à signaler. Il semble y avoir une gradation successive et ménagée entre eux, tant sous le rapport du contenu que sous celui de la paroi. Le contenu est du sang pur, du sang altéré, de la sérosité plus ou moins distincte jusqu'à ce que l'on arrive au liquide renfermé dans le kyste principal. Dans les petits kystes, la paroi n'existe pas à proprement parler. Le sang est épanché dans les mailles du tissu utérin. Il n'y a pas de membrane enveloppante et les deux côtés de la cavité sont comme réticulés et s'envoient des prolongements. La cavité de ceux des kystes qui renferment de la sérosité est plus distincte. Leurs parois, d'abord rugueuses, inégales, et comme tapissées de dépôts de fibrine, s'aplanissent jusqu'à devenir parfaitement lisses et blanchâtres dans le kyste principal. Reste à savoir s'il y a ici une membrane de composition histologique spéciale. L'aspect permettrait de le croire, mais l'analogie donne à penser le contraire.

« Le tissu utérin interposé à ces kystes a pris un énorme développement. Sa consistance et sa texture ne sont pas changées; les sinus paraissent très-dilatés. Sur la surface de section qui a 16 centimètres sur 10, on en aperçoit de très-volumineux.

« L'examen microscopique est venu compléter ces données. Il a été fait par M. Bouchard qui a bien voulu nous communiquer la note suivante : Le kyste est constitué par un tissu riche en fibres musculaires de la vie organique, séparées par une assez grande abondance d'éléments du tissu conjonctif, soit fibres lamineuses, soit noyaux embryo-plastiques. Les fibres musculaires sont plus volumineuses en général que les fibres de l'utérus pendant la grossesse. L'enveloppe péritonéale ne paraît pas altérée. A la face interne, on ne trouve pas que le tissu de la paroi se modifie, et les éléments musculaires arrivent jusqu'au contact du liquide contenu dans le kyste. Cependant en ce point, les éléments ont subi une sorte de dégénérescence granuleuse qui donne à leur ensemble un aspect géla tineux plus ou moins analogue à celui que présen- terait de la fibrine. Le contenu des kystes est séreux; on y trouve une assez grande quantité de globules rouges de sang extravasés, qui ont conservé leurs ca- ractères normaux. Quelques globules blancs, très- rares, également normaux, et de plus grandes cellules granuleuses, sphériques, quelquefois irrégulières et un peu aplaties, à parois vésiculeuses, très-minces, renfermant un noyau dans leur intérieur et rendues presque opaques par une grande quantité de granula- tions graisseuses.

« Le tissu de la paroi du kyste, en certains points, était constitué par une masse jaunâtre, resemblant plus ou moins à un caillot sanguin en régression. L'examen microscopique de ces parties, montrait qu'elles étaient formées par le tissu utérin dont les éléments étaient fortement infiltrés de granulations graisseu- ses et où ces mêmes granulations existaient en très- grande abondance dans les interstices des éléments. »

Nous avons donné cette anatomie pathologique dans tous ses détails, à cause de l'intérêt qu'elle présente. Les données acquises dans ce cas, notamment par l'examen de M. Bouchard, doivent très-probablement être étendues à tous les autres.

Une observation souvent citée de A. Rotureau (1),

(1) A. Rotureau. Bulletins de la Soc. anat. 1842, p. 136.

sous le titre de *kyste attenant au fond de l'utérus et ouvert dans l'intestin grêle*, semble plutôt être un exemple de fibrome sous-péritonéal compliqué d'un vaste kyste. La mort est arrivée par le fait de l'inflammation du corps fibreux à la suite d'une grossesse. Cette inflammation fut sans doute suivie de gangrène, car une masse de résidus fétides nageaient dans le liquide du kyste.

Pean, dit à la page 95 de son livre sur l'hystérotomie, qu'il a pratiqué récemment l'ablation d'une tumeur qualifiée par lui de kyste de l'utérus et qu'il rapproche du fait précédent, de Demarquay.

« Le fond et la paroi latérale droite de l'utérus étaient, dit-il, le siége d'un kyste à contenu séro-purulent. Dans l'épaisseur des parois de ce premier kyste, par conséquent au sein même du tissu utérin se trouvaient plusieurs autres kystes beaucoup plus petits, les uns sanguins, les autres séreux. »

Une figure ajoutée à son livre et reproduite par nous, Pl. I, fig. 5, donne une idée de la tumeur sans racheter tout à fait l'insuffisance de la description. Il est probable, la figure même semble l'indiquer, que ce kyste coïncidait avec un utérus très-hypertrophié.

Tous les faits que nous venons d'énumerer, comme on le voit, pourraient rentrer assez bien sous le titre commun de kystes, uniques ou multiples, développés entre la surface externe d'un myome circonscrit ou diffus de l'utérus, et la surface profonde du péritoine viscéral. Ce n'est pas à dire que toujours le kyste soit bien directement sous-péritonéal, qu'il n'y ait pas une couche plus ou moins épaisse de tissu utérin étendue comme une doublure sous le péritoine. Cette couche existe au contraire bien certainement dans beaucoup de cas, et on doit observer évidemment toutes les transitions entre les kystes sous-péritonéaux et les kystes intra-utérins, dont nous allons maintenant citer quelques exemples.

Le cas de Lenoir, que Cruveilhier a figuré dans son Atlas d'Anat., pathologique, 13ᵉ livraison, planche IV, est sur la limite des deux variétés. Peut-être appartient-il plutôt à la première. (Reproduit dans notre planche I, fig. 6.)

Voici ce qu'en dit Cruveilhier : « La tumeur fibreuse principale (l'utérus en portait un grand nombre) qui occupe le fond de l'utérus, est développée dans l'épaisseur de cet organe. Elle lui adhère par des liens celluleux faciles à déchirer. Un kyste séreux considérable prolongeait par en haut cette tumeur dont il quadruplait le volume. Ce kyste semblait formé dans l'épaisseur de la tumeur fibreuse dont la substance ou trame était à nu dans l'intérieur du kyste. Les parois de ce kyste étaient formées de deux feuillets, l'un intérieur, mince, d'apparence séreuse, l'autre extérieur fibreux, très-dense, se continuant avec le tissu propre de l'utérus dont il était peut-être une dégénération...... La coexistence d'un kyste séreux et d'une tumeur fibreuse : l'une et l'autre occupant la même coque est un fait très-remarquable. »

Les deux faits suivants sont des exemples beaucoup plus nets de kystes situés au milieu de la substance utérine, mais interposés à des tumeurs multiples :

Nous devons la traduction du premier à Péan et Urdy (hystérotomie, p. 163); c'est Baker Brown qui l'a publié in-Pathol., transact., vol. XIV, p. 198.

La tumeur dont il s'agit avait été ponctionnée trois ans auparavant ; elle avait fourni 4 pintes d'un liquide laiteux. Le diagnostic était : kyste de l'ovaire. L'a ·

blation fut tentée. Après l'incision de l'abdomen un kyste à parois minces se présenta. On le vida par la ponction ; mais il surmontait une masse morbide très-dure et très-étendue qu'il fallut renoncer à extraire. L'opérée mourut 10 jours après.

Examen de la tumeur : « Une coupe verticale passant par le milieu de la cavité utérine et de la masse morbide, montrait que le fond de l'utérus se continuait directement avec la substance de cette dernière. La tumeur, au voisinage de l'utérus, était divisée en deux parties par de larges poches kystiques interposées, ce qui donnait à l'utérus une apparence bifide. Le péritoine qui recouvre l'utérus se réfléchissait en bas sur la partie solide en formant une constriction, ou plutôt un collet parfaitement visible avant la coupe. La totalité de la tumeur était placée sous le tissu péritonéal et adhérait supérieurement a l'épiploon...... La tumeur principale était formée par une masse de tumeurs arondies, d'apparence et de consistance fibreuses, séparées les unes des autres par de larges kystes dont quelques-uns renfermaient encore du pus. Le tissu qui entrait dans la constitution de ces masses ressemblait, sous le microscope, à celui des tumeurs fibreuses de l'utérus. Toutefois, plusieurs d'entre elles contenaient des kystes de diverses grosseurs, et presque toutes de très-petits espaces qui semblaient être l'origine de kystes analogues. »

Baker Brown a joint à sa description une figure, mais qui représente la pièce, vidée, extraite de l'abdomen, mutilée de diverses façons. Il est impossible d'en tirer un renseignement. Nous avons construit un schéma de la description précédente. On le trouvera pl. I, fig. 4. Nous avertissons que c'est une œuvre d'imagination ; peut-être telle qu'elle est pourra-t-elle servir à faire mieux comprendre la description que nous avons donnée.

L'autre fait n'existe qu'à l'état de simple mention dans la thèse de Caternault. A la page 16 de son travail, il rapporte un fait d'ablation par la gastrotomie d'une tumeur « assez régulièrement arrondie, subfluctuante en quelques points, » et qui fut trouvée à l'examen immédiat formée de « masses fibreuses entremêlées de collections séreuses. »

A côté de tous ces faits, il faut citer enfin pour les classer dans une 3e catégorie, les kystes qui se sont développés comme dans l'observation rapportée par M. Peyrot (1) (Voir observation p. 190, et la fig. 3 de la planche I) entre une tumeur et la muqueuse utérine. Comme on le verra dans l'observation, il existait entre la face profonde d'un énorme hystérome développé dans la paroi antérieure de l'utérus, et la muqueuse utérine elle-même, trois grands kystes superposés, contenant un demi-litre de liquide chacun, environ, mais dont l'un proéminant dans le vagin, avait été ponctionné plusieurs années auparavant, et avait fourni à ce moment une quantité considérable de liquide. L'auteur de l'observation insiste longuement sur la position de ces kystes et il note la présence, à côté de ces grandes cavités, de vacuoles plus petites, situées de la même façon, semblables à des bourses séreuses très-incomplètes ; il se demande si ce n'est pas là un premier état de kystes destinés à acquérir ultérieurement un grand développement.

Tous les faits que nous venons d'énumérer possè-

(1) Comptes-rendus de la Soc. anat., 1873, p. 165.

dent donc ce caractère commun, de présenter des kystes développés à la périphérie d'un hystérome.

Le mode de développement des kystes qui touchent aux corps fibreux nous semble aisé à concevoir. Le professeur Verneuil, à partir de 1850, a souvent fait remarquer à la Société anatomique, qu'il existait souvent autour des corps fibreux, dans cette zone molle qui les sépare plus ou moins complètement du tissu utérin, de véritables bourses séreuses. Il dit expressément à propos d'une présentation de Fenerly (1), que ces bourses séreuses accidentelles portent selon lui l'explication de ces kystes qui sont comme perdus dans un utérus semé de corps fibreux. Cruveilhier avait aussi noté l'existence de ces petits vides analogues aux bourses séreuses sous-cutanées (Anat. path., t. III, p. 670).

Hérard (2) a rapporté un fait de ce genre bien remarquable; il s'agissait d'une tumeur fibreuse de l'utérus, trouvée à l'autopsie, chez une femme de 80 ans. Elle était grosse comme une tête d'adulte, calcifiée par places, et enveloppée par une membrane fibreuse. Entre la membrane fibreuse et la tumeur existait une cavité à parois lisses, qui ne contenait aucun liquide. Au sein même de la tumeur fibreuse, on trouvait deux petites masses, la plus grosse du volume d'une noix, lesquelles, absolument libres d'adhérences, véritables corps détachés, étaient logées dans une cavité tapissée par une membrane lisse, mais dépourvue aussi de liquide, se réduisant donc à la coupe à une fente.

Des fentes, des cavités sans liquide de cette espèce,

(1) Fenerly. Soc. anat., année 1854, p. 236.
(2) Société anat., 1851, p. 233.

sont faciles à rencontrer. Nous les avons vues souvent ;
mais, en général, elles n'avaient qu'un petit développement dans les utérus qui nous ont été fournis de la
Salpêtrière.

Comment s'établissent des lacunes de cette espèce ?
Très-probablement c'est par le mécanisme qui préside
à la formation de toutes les bourses séreuses. Quand
deux parties frottent l'une sur l'autre, surtout si l'une
d'elles est un peu résistante, la formation d'une séreuse accidentelle est inévitable. Les mouvements
transmis à l'utérus par les organes abdominaux et le
diaphragme maintiennent celui-ci dans un état de
continuelle agitation. Quoique l'organe tout entier soit
soumis à cette cause, il est clair que la présence de
parties dures, placées çà et là dans·son épaisseur,
pourra avoir pour effet une répartition inégale du
mouvement, d'où naîtront quelques frottements infiniment légers, mais infiniment répétés : on peut ajouter à cela des tiraillements actifs, pour ainsi dire.
L'utérus, pendant la plus grande partie de la vie de la
femme, est sujet à des congestions régulières, à des
ampliations et à des diminutions que des tumeurs fibreuses, surtout anciennes, ne partagent pas complè-
ment. De là encore la naissance de lacunes à la périphérie de ces tumeurs, la formation de bourses séreuses plus ou moins complètes. Nous ne tenons pas
beaucoup à ces explications ; elles nous semblent faites
pourtant pour donner une idée plus nette de ces petites cavités virtuelles dont nous avons parlé. Il est
possible, après tout, que la formation de ces dernières
puisse tenir encore à d'autres causes ; mais, quelles
qu'elles soient, ces causes portent en définitive leur
action à la périphérie du corps fibreux, entre celui-ci

et sa gaîne utérine, entre deux corps fibreux, entre un corps fibreux sous-péritonéal et le péritoine, entre un corps fibreux sous-muqueux et la muqueuse utérine. Les kystes qui siégent en ces divers endroits sont de véritables hygromas de ces bourses, hygromas qui peuvent acquérir un énorme développement.

Nous saisissons le développement de ces lacunes et des hygromas sur plusieurs points, dans les faits que nous avons relatés. Ainsi nous trouvons souvent, à côté de vrais kystes à parois lisses, d'autres cavités étroites et irrégulières, traversées par de petits faisceaux musculaires, et contenant encore quelques petits caillots sanguins, trace sans doute du froissement récent qui a fait passer une simple lacune vide à l'état d'hygroma.

Arrivées à un état de développement plus considérable, ces cavités constituent de vrais kystes à parois lisses ; mais il ne faut pas espérer de trouver ici une paroi propre. La face interne du kyste est formée en partie par le corps fibreux qui baigne directement dans le liquide, et, dans le reste de son étendue, par du tissu utérin parfois réduit à une couche infiniment mince, mais qui, lui aussi, touche directement au liquide. L'analyse microscopique, fournie pour un cas par Bouchard (voir page 61), s'applique très-probablement à tous.

Le liquide contenu dans les kystes est variable, comme celui des hygromas ; ordinairement séreux, il peut être modifié par une hémorrhagie qui se sera produite au sein de la cavité kystique. Dans ce cas, il pourra présenter les états les plus divers.

La position superficielle du liquide le rend presque toujours facilement accessible à la main du chirurgien

qui palpe l'abdomen des malades. La difficulté dans
le diagnostic ne consiste pas ici à reconnaître l'existence de ce liquide, mais plutôt à définir son siége véritable. Presque toujours on a cru, dans les cas de ce
genre, à des kystes de l'ovaire. Il faut signaler comme
un fait bien curieux le cas de M. Dolbeau, rapporté
par Peyrot à la Société anatomique, et dans lequel la
fluctuation sentie au niveau du col utérin porta le chirurgien à pratiquer à plusieurs reprises une ponction
par le vagin. La quantité de liquide obtenu par la
ponction, sa qualité, l'existence d'une volumineuse
tumeur dure à côté du kyste, ne pouvaient pas ici laisser confondre cette collection liquide avec un kyste de
la muqueuse utérine.

L'inflammation peut s'emparer d'un kyste, soit directement, soit consécutivement à l'inflammation des
corps fibreux qui l'avoisinent. C'est ce que nous avons
noté dans l'observation de Rotureau, par exemple. Il
est aisé de prévoir les modifications qui se produiront
sous cette influence, et dans le contenu de la poche,
et dans ses parois.

III

MODIFICATIONS SUBIES PAR L'UTÉRUS ET LES ORGANES VOISINS, SOUS L'INFLUENCE DU MYÔME.

Les modifications imprimées à l'utérus par les myômes sont des plus importantes. Elles peuvent porter sur sa position, sa direction, l'épaisseur de ses parois, etc.

Selon Aran (1) les changements que l'on observe dans la position et la direction de l'organe dépendent de causes différentes suivant que l'on considère le début de la maladie ou une époque éloignée de ce début. Tout d'abord la tumeur agirait par son propre poids ; elle attirerait de la sorte l'utérus de son côté et déterminerait de ce fait suivant sa position une anté-version, une latéro-version ou une rétro-version. Plus tard, devenue plus volumineuse elle refoulerait au contraire l'organe dans un sens opposé à celui de son premier développement, en s'arc-boutant elle-même en quelque sorte sur les parois du bassin.

(1) Aran. Traité des maladies des femmes, p. 845.

A ces mouvements de latéralité vient se joindre souvent un certain degré de torsion de l'utérus. Quel-. quefois un myôme volumineux du fond de l'utérus a déterminé d'abord une élongation des parties inférieures de l'organe, de la partie sus-vaginale du col, par exemple. La torsion s'exercera plus facilement sur cette espèce de pédicule. C'est ce qui est arrivé dans un cas de Virchow (1) : l'utérus, très-allongé et réduit vers l'union du corps et du col à un mince cordon, avait fait un tour complet sur son axe. Rokitansky, d'après ce même auteur, a observé par ce mécanisme la séparation complète du corps d'avec le col de l'utérus. Mais ce sont là évidemment des faits très-rares.

Les parois de l'utérus sont généralement épaissies par le fait d'une hypertrophie plus ou moins considérable, et qui porte sur tous les éléments, absolument comme dans la grossesse. C'est là une règle absolue chez la femme qui est encore dans l'activité sexuelle. Chez les vieilles femmes elles-mêmes l'utérus présente aussi d'une façon à peu près constante une hypertrophie notable. Nous avons pu nous assurer du fait sur une cinquantaine d'utérus affectés de fibromes, et provenant de la Salpêtrière, que nous avons pu examiner dans ces derniers mois. On a déjà dit souvent, et Aran insiste justement sur ce fait, que le degré de l'hypertrophie de l'utérus n'était pas en rapport le moins du monde avec la dimension des corps fibreux. C'est avant tout leur siège qui influe, semble-t-il, sur cette hypertrophie.

Dans tous les utérus que nous avons examinés, l'hypertrophie était déterminée par des corps interstitiels.

(1) Virchow. Traité des tumeurs. t. III. p. 353.

Les corps sous-péritonéaux paraissent à peu près sans
action. Quant aux corps sous-muqueux pédiculés, il
ne nous a pas été donné d'en rencontrer. Mais si
nous n'avons pas trouvé de myomes pédiculés, nous
avons été frappé du nombre considérable de polypes
muqueux qui s'offraient à nous dans ces autopsies.
Or toujours ici, même chez de très-vieilles femmes,
on trouve pour le plus petit polype un utérus volumineux et qui contient une certaine quantité de sang. Nous
avons rencontré nous-même un tout petit polype du col,
gros comme une lentille à peine, et suspendu à un pédicule mince presque comme un fil. Cette petite tumeur
avait suffi à déterminer, chez une femme de 60 ans, une
hypertrophie assez considérable, non-seulement du
col, mais même du corps de l'utérus.

L'atrophie aurait été notée quelquefois, elle paraît
ne s'être rencontrée que dans le cas de tumeurs très-
nombreuses et chez de très-vieilles femmes. Il est
probable que le tissu utérin aura été étouffé en quelque sorte par le fait de la rétraction sénile des néo-
plasmes développés dans son épaisseur; les faits de ce
genre sont fort rares.

Nous en avons trouvé un, mentionné par le docteur
Nunn (1) ; mais les détails manquent.

Les divers modifications que nous venons d'énumérer en entraînent d'autres qui intéressent le chirurgien au plus haut point; nous voulons parler des
modifications subies par la cavité même de l'utérus.
La longueur, la largeur, la forme de la cavité utérine
peuvent se trouver changées de plusieurs façons. Lorsqu'il existe une tumeur sous-muqueuse, on la voit faire
d'ordinaire plus ou moins hernie dans la cavité utérine;

(1) British med. Journal, 19 novembre 1870.

celle-ci, normalement si petite, peut s'agrandir, croître en proportion de la tumeur toujours de plus en plus saillante, et l'envelopper de toutes parts. Le myome et l'utérus affectent les mêmes rapports que dans la grossesse le fœtus et la matrice. Si on introduit dans ces conditions la sonde utérine, on la voit s'enfoncer à une profondeur considérable, on constate alors qu'elle peut être mue dans divers sens, qu'elle est arrêtée dans d'autres; on peut ainsi prendre parfois assez bien la notion du corps saillant que l'on contourne, et voir même si le point d'attache de ce corps est assez étroit pour lui mériter le nom de polype. Mais il n'est pas besoin d'un corps saillant dans la cavité de l'utérus pour que cette cavité présente un agrandissement plus ou moins considérable. Des corps interstitiels agissent de même, soit ce qui arrive encore assez souvent, qu'ils ne soient pas faciles à distinguer de la paroi utérine elle-même, soit au contraire qu'ils jouissent au sein de cette paroi d'une certaine indépendance. Quand il existe ainsi plusieurs corps fibreux interstitiels, chacun d'eux semble entraîner, dans la portion de la paroi utérine qui l'avoisine, une hypertrophie par l'effet de laquelle la paroi tout entière suit le développement de la masse des fibromes. La cavité utérine finit par acquérir ainsi les grandes dimensions qu'on lui voit souvent. Nous aurons l'occasion de dire combien la connaissance exacte de ces dimensions peut être utile au diagnostic. Il est facile de comprendre que dans bien des cas, sur le vivant, le seul moyen que nous possédions d'apprécier les dimensions de la cavité utérine, l'emploi de la sonde, soit malheureusement incapable de nous fournir d'utiles renseignements. Lorsqu'il existe des flexions prononcées, des torsions, ou bien une cavité très-irrégulière par le fait des saillies successives que forment l'une au-dessus de l'autre des tumeurs diversement placées, le cathétérisme devient très-difficile et même impossible.

La muqueuse utérine participe naturellement au développement de l'ensemble de l'organe. Nous n'avons pas à insister sur ce point. Il faut noter seulement une particularité intéressante; nous voulons parler des érosions que cette muqueuse présente assez souvent dans le cas de polypes intra-utérins, ou de tumeurs non-pédiculées, mais saillantes dans la cavité utérine.

Ces érosions peuvent guérir en déterminant des adhérences entre les parois opposées de cette cavité. Le fait a été noté souvent. Elles peuvent donner à certains polype l'apparence d'une implantation multiple. Après l'ablation d'un polype qui avait déterminé leur formation, elles peuvent persister un certain temps, déterminer des écoulements particuliers et nécessiter des soins spéciaux. Ces érosions peuvent-elles devenir assez profondes pour entamer la portion résistante de l'utérus et diminuer sa force au point de rendre possible une rupture ? Nous ne croyons pas que le fait ait jamais été observé. Nous aurons l'occasion de revenir sur ce sujet. Les perforations complètes de l'utérus par une tumeur fibreuse calcifiée ou non se font par un procédé un peu compliqué. Nous examinerons ces faits à propos des accidents causés par les corps fibreux.

Le vagin subit naturellement de la part des polypes qui se sont engagés dans son canal une dilatation plus ou moins considérable ; on peut en même temps par le fait du corps étranger, voir sa muqueuse s'enflammer. Des ulcérations plus ou moins profondes de la muqueuse vaginale, se créent par ce mécanisme. A la suite de la cicatrisation de ces petites ulcérations, il peut se faire aussi des adhérences qui donnent parfois aux polypes l'apparence d'une implantation vaginale.

Ces ulcérations ont pu dans des cas fort rares acquérir une autre importance; on les a vues devenir très-profondes, entamer toute la paroi, et donner passage par une ouverture anormale à un polype qui allait gagner l'extérieur soit par le rectum, soit par le périnée perforés à leur tour. Cambernon (1) cite d'après Alibert un cas bien curieux de ce genre. Une adhérence s'était produite au-dessous du périnée entre deux tumeurs polypeuses dont l'une sortait par le vagin tandis que l'autre avait fait issue par le rectum. Tous les cas de ce genre sont de véritables raretés que l'on peut citer à titre de curiosités anatomiques.

La compression de la vessie et de l'urèthre, leur tiraillement en divers sens résultent presque nécessairement de la présence des corps fibreux dans l'utérus; aussi verrons-nous combien sont fréquents les accidents qui s'observent du coté de l'excrétion de l'urine. Une compression infiniment moins fréquente, heureusement, car elle est aussi infiniment plus grave, c'est celle que les tumeurs fibreuses peuvent exercer sur les uretères. Lorsque des corps fibreux se sont développés, comme cela se voit quelquefois, dans l'excavation pelvienne au point de la remplir tout entière, lorsque surtout des adhérences plus ou moins étendues l'ont fixée aux parois de cette cavité, la compression des uretères

(1) Cambernon. Considérations anatomo-pathologiques sur les polypes fibreux. Th. Paris. 1840, p. 13.

est fatale. On voit alors ces conduits acquérir un calibre considérable, en même temps que les reins subissent cette atrophie par ampliation des calices et du bassinet, qui s'observe toutes les fois que les uretères sont longtemps comprimés.

Nous étudierons avec quelques détails, en parlant des accidents et complications, l'état dans lequel se présente le rectum, lorsque les tumeurs fibreuses exercent sur lui une compression plus ou moins marquée.

Les autres portions du gros intestin, l'intestin grêle, le mésentère, le péritoine pariétal peuvent être unis au myome par des adhérences plus ou moins étendues. Ces adhérences succèdent toujours à une péritonite locale dont la cause première est probablement dans les frottements exercés à la surface de la tumeur. C'est de la même manière que se font sur la muqueuse de l'utérus et du vagin les érosions et les adhérences dont nous avons parlé. Mais on sait bien la facilité avec laquelle s'établissent sur les séreuses des inflammations limitées, adhésives. Ces adhérences ne se rencontrent guère que dans les tumeurs très-volumineuses. Elles peuvent être serrées ou lâches, étendues en surface ou étroites et bornées à une sorte de pédicule. On a noté plus d'une fois, dans ces adhérences, des artères et des veines d'un très-gros volume par lesquelles la tumeur recevait un surcroît important de nutrition.

Les tumeurs fibreuses lorsqu'elles acquièrent un grand développement, ou bien qu'elles sont entourées d'adhérences un peu étendues finissent par exercer sur la veine cave inférieure ou sur les veines iliaques une compression d'où résulte l'œdème des membres inférieurs, et le développement du système veineux sous-cutané de l'abdomen. Nous aurons à examiner dans quels cas l'ascite vient s'ajouter à l'œdème des membres inférieurs.

ÉTIOLOGIE.

La discussion est toujours pendante entre les auteurs qui croient à l'influence du célibat sur la production des tumeurs fibreuses et ceux qui pensent au contraire que ces tumeurs sont plus fréquentes chez les femmes mariées. Notre impression après la lecture des faits est que les femmes mariées sont pour le moins tout aussi sujettes que les autres à ces productions.

Nous ne voulons pas rentrer dans la discussion des arguments généralement présentés. Les statistiques apportées de part et d'autre péchent presque toujours par quelque point. Des statistiques de ce genre ne sont d'ailleurs pas faciles à faire. Les faits sont souvent complexes et difficiles à interpréter. On dit par exemple : les femmes qui n'ont pas eu d'enfants sont plus sujettes aux corps fibreux que les autres, et on donne à l'appui une statistique. Mais il faudrait regarder de près les femmes dont il s'agit, et voir si, par exemple, ces femmes ne seraient point restées sans enfants, précisément parce qu'elles étaient affectées de corps fibreux. Les femmes atteintes de myome utérin sont peu fécondes, ou du moins, moins fécondes que les autres ainsi que nous le verrons, et on ne sait presque jamais à quelle époque peut remonter un corps fibreux actuellement constaté.

Si on cherche à comparer les femmes mariées aux

femmes non mariées, au point de vue de l'influence
que peut exercer l'acte sexuel, il est évident qu'il faut
prendre des cas comparables et ne pas faire comme
certain auteur anglais, qui, relevant tous les cas publiés les divise en deux catégories : filles et femmes
mariées, et prend ensuite pour base de ses rapports,
toutes les femmes mariées de la nation d'une part, et
d'autre part toutes les filles, y compris celles qui
sont nées de la veille.

Les tumeurs fibreuses se développent en effet dans
la période où la vie de l'utérus est dans toute son
activité. Avant cette période, leur existence est tout à
fait exceptionnelle, et quand cette période est passée,
loin de se développer, elles tendent à disparaître.

Nous citerons, à titre de simple curiosité, un fait
que nous avons relevé dans les « *Transactions of
Philadelphie* » (1).

Il s'agit d'une femme qui portait depuis longtemps
une tumeur fibreuse, et qui mourut presque subite-
ment, sans que l'on ait bien su expliquer sa mort.
Chez elle, il semblait qu'il existât quelque prédispo-
sition héréditaire, car sa mère avait souffert de la
même maladie, et ses cinq sœurs en étaient atteintes
comme elle. Nous ne connaissons aucun autre fait de
ce genre.

Peut-on faire entrer en ligne de compte avec Virchow (2), une irritation qui trouverait sa source le
plus souvent dans des irrégularités de la menstruation ? C'est jusqu'ici, croyons-nous, une pure hypothèse.

(1) Dr Morris. American Journal of the medical sciences, 1870.
(2) Loc. cit., t. III, p. 344.

SYMPTOMES.

A leur début, tous les corps fibreux de l'utérus, quelle que doive être leur évolution ultérieure, se signalent par des phénomènes communs consistant le plus souvent dans des troubles purement foctionnels.

Plus tard, selon qu'ils se seront portés du côté de la cavité utérine pour donner naissance à un polype, ou bien qu'ils auront au contraire proéminé vers l'abdomen, ils présenteront des symptômes assez distincts pour mériter une description particulière dans les deux cas. Les corps interstitiels, au point de vue symptomatologique, doivent presque toujours être rapprochés de ceux qui composent le second groupe.

§ 1. — Symptômes du début.

Dans un nombre de cas certainement considérable, des tumeurs fibreuses peuvent subir toute leur évolution sans se signaler par des phénomènes bien appréciables. Que de fois trouve-t-on, à l'autopsie, chez des femmes qui n'avaient jamais attiré de ce côté l'attention du médecin des myomes de l'utérus assez volumineux et multiples? Mais souvent aussi, lorsqu'on examine attentivement certaines femmes, on peut constater l'existence de phénomènes qui sont sous la dépendance de tumeurs fibreuses commençantes. Des troubles fonctionnels de l'utérus, de la

vessie et du rectum, quelques phénomènes subjectifs
plus ou moins intenses, enfin, un état hystérique souvent très-marqué forment l'ensemble de ces symptômes du début.

Du côté de l'utérus les premiers troubles qui marquent la présence des myomes utérins s'observent
dans la menstruation. Les femmes qui sont affectées
de tumeurs de cette nature, même petites et ignorées,
voient souvent leurs règles augmenter en abondance
et en durée. Dans quelques cas, on a noté, il est vrai,
la dysménorrhée, comme dans une observation de
Kœberlé. Mais les faits de ce genre sont tout à fait
exceptionnels et peuvent passer pour de simples coïn-
cidences. Au contraire, la continuation de l'état normal, lorsqu'on envisage l'ensemble des tumeurs
fibreuses, est presque aussi commune que l'établissement des troubles menstruels. Ces faits sont bien
mis en lumière par les recherches de West dont nous
rapportons ici les résultats, bien qu'à vrai dire il ne
s'agisse pas là seulement du début des tumeurs
fibreuses.

Les observations de West portaient sur 96 cas de
tumeurs fibreuses.

Dans 8 de ces cas, les femmes observées avaient
dépassé l'âge de la ménopause ; elles ne présentaient
plus d'hémorrhagies d'aucune sorte.

Restaient donc 88 cas dans lesquels se produisaient
des hémorrhagies.

Sur ce nombre, 45 fois les règles étaient, soit ex-
cessives comme quantité, soit trop fréquentes ;

39 fois les règles étaient à peu près normales ;

4 fois seulement la quantité de sang perdue paraissait inférieure aux règles normales.

<table>
<tr><td>Sevastopulo.</td><td>6</td></tr>
</table>

Lorsque des troubles menstruels se sont établis, ils suivent d'ordinaire une marche assez régulière. Les règles sont d'abord un peu plus abondantes. La quantité de sang perdu à chaque époque s'accroît peu à peu. Puis l'intervalle de temps qui sépare les époques menstruelles se raccourcit ; les règles avancent. Les hémorrhagies devenant toujours plus longues et plus rapprochées, il en résulte pour la femme des pertes sanguines, qui, sous la forme de simples ménorrhagies peuvent être très-considérables. Plus tard, la succession des époques menstruelles finit par ne plus être reconnue distinctement ; le moindre effort, le moindre mouvement peut suffire pour ramener le suintement sanguin. Mais d'ordinaire, quand les choses sont arrivées à ce degré, et même avant, le diagnostic, pour peu qu'on ait examiné le malade aura été fait sans difficulté. Nous aurons l'occasion de signaler l'importance de ce symptôme au point de vue du diagnostic, surtout lorsqu'on l'observe chez une femme d'âge moyen, bien portante d'ailleurs, et qui ne se trouve dans aucune condition particulière capable d'expliquer ce phénomène.

La leucorrhée, qui accompagne assez fréquemment les corps fibreux, n'est pas un signe du début. Elle coïncide seulement d'ordinaire avec des polypes en voie de progression vers le vagin, et partant avancés dans leur développement ou bien avec un état général assez grave que des hémorrhagies répétées auraient amené à la longue. Au début, la leucorrhée manque donc le plus souvent et on doit noter le fait avec soin. L'importance de cette remarque se conçoit aisément ; certaines inflammations du col et du corps de l'utérus qui produisent en même temps que des hémorrhagies des écoulements leucorrhéiques pourraient presque, de ce seul fait, se trouver mises hors de cause lorsqu'il s'agira d'établir un diagnostic. Il faut avouer cependant qu'il peut se voir des cas dans lesquels une femme affectée antérieurement de leucorrhée, présente plus tard les signes des corps fibreux au début, et notamment l'hémorrhagie. Mais nous n'avons pas à insister ici sur ces points qui intéressent le diagnostic principalement.

Les troubles de la miction ont souvent attiré les premiers l'attention des médecins du côté de l'utérus. Il est arrivé que des rétentions d'urine complètes et anciennes même étaient attribuées à diverses causes, alors qu'elles tenaient uniquement à la présence de corps fibreux dans l'utérus. M. Coyne a bien voulu nous communiquer un fait curieux dont voici les principales circonstances : Une malade entra à l'hôpital d'Alger, en présentant un état fébrile intense qui, joint à quelques autres symptômes avait fait porter par un médecin de la ville le diagnostic de fièvre typhoïde. La malade avait en effet le ventre ballonné, et après une certaine période de constipation, elle avait présenté de la diarrhée. Il fut facile, à l'hôpital, de reconnaître que la tuméfaction du ventre était due à la rétention d'urine. La malade urinait seulement par regorgement. L'introduction de la sonde ayant présenté quelque difficulté, le toucher vaginal permit de reconnaître que le col utérin porté en haut et en avant était venu s'appliquer à la face postérieure de la symphyse pubienne, et qu'il existait à la paroi postérieure pe l'utérus un fibrome assez volumineux. Cette tumeur avait déterminé une rétroversion utérine, cause de tous les accidents. Nous citerons également un autre cas fort curieux présenté à la Société anatomique par M. Budin. (Voir observations, p. 186.)

Dans ces 2 cas il y a eu, semble-t-il, insuffisance d'examen. La tumeur avait dès lors un volume trop appréciable pour devoir être méconnue. Il en est de même du reste dans la majorité des faits de rétention d'urine produits sous cette influence, et qui se trouvent cités dans les auteurs. La rétention, ici, résulte en effet presque toujours, soit d'une rétroversion qui amène le col utérin à presser plus ou moins fort sur l'urèthre, soit de l'élévation de l'utérus et du bas-fond vésical par la tumeur. Un toucher fait avec soin ou l'exploration de la cavité utérine par la sonde auraient conduit à la constatation de l'état morbide.

Mais à côté de ces cas, il faut, et plus particulièrement encore, signaler ces rétentions passagères, complètes ou non, qui se voient si souvent à l'époque menstruelle. Ces phénomènes ont pu être notés, semble-t-il, au début presque des myomes, et dans des cas où leurs conditions d'existence sont difficiles à préciser. Il est probable que lorsqu'elle coïncide avec des fibrômes peu développés, la rétention d'urine est sous l'influence de la congestion des organes du petit bassin surtout des excitations réflexes parties de l'utérus. L'hystérie peut encore être invoquée ici dans quelques cas.

Lorsque les tumeurs sont plus volumineuses et polypeuses, il peut se faire qu'à l'époque menstruelle, alors qu'elles sont poussées fortement vers le col, elles viennent pour un temps amener la dysurie par compression du col vésical. Mais ce n'est plus, à vrai dire, un phénomène de début.

A coté de la rétention d'urine, on observe des

envies plus fréquentes d'uriner. Ce trouble s'observe au début des tumeurs avec plus de fréquence que le précédent. On l'a noté surtout pendant l'époque menstruelle, et il paraît être lié aux excitations nerveuses qui partent de l'utérus congestionné. A une époque plus avancée de leur développement, les myomes de la face antérieure de l'utérus le produisent quelquefois en faisant obstacle à l'ampliation de la vessie.

Les mêmes causes que nous avons vues agir sur la vessie, produisent les mêmes effets du côté du rectum. Dans certains cas, la compression légère de l'intestin amène des besoins illusoires d'aller à la garde-robe. D'autres fois, la compression est plus forte. Il en résulte une constipation opiniâtre. Nous devons noter en passant que beaucoup d'observateurs accordent aux corps fibreux à leur début, une action beaucoup plus considérable sur la vessie que sur le rectum. Plus tard, les troubles intestinaux résultant de la compression, peuvent, suivant certaines conditions, être très-faibles ou très-considérables, et dans tous les cas, présenter entre eux des variétés remarquables dues à la forme de la tumeur et à la manière dont s'exerce la compression. C'est un point que nous devrons revoir.

Les phénomènes subjectifs du début des tumeurs fibreuses sont vagues, indéterminés. Ce sont le plus souvent des douleurs erratiques dans le petit bassin. Ces douleurs se localisent plus tard à l'hypogastre, s'étendent quelquefois vers la région sacro-coccygienne, et s'irradient dans les cuisses. Ces phénomènes douloureux, très-variables dans leur intensité, peuvent être facilement méconnus. Ils s'exaspèrent à l'époque des règles ou n'existent qu'à ce moment. West a signalé avec soin la fréquence de ces douleurs pendant les règles chez les femmes affectées de corps fibreux.

A des douleurs névralgiformes, à des points douloureux fixes, peut s'ajouter un état hystérique plus ou moins caractérisé. Rien n'est plus commun que l'hystérie chez ces malades. Il faudra toujours, dans les phénomènes subjectifs qui seront notés, faire la part de ce qui appartient à cette névrose.

Les divers troubles que nous avons énumérés peuvent se rencontrer en l'absence de toute modification physique appréciable ; cependant, un examen bien attentif peut, la plupart du temps, dès le début, faire sinon reconnaître avec certitude, du moins soupçonner l'existence d'un corps fibreux. Le toucher, pratiqué avec soin, surtout combiné avec le palper abdominal, fait reconnaître dès lors l'augmentation de volume et parfois les changements de forme présentés par l'utérus. Un phénomène qu'il serait bien plus important de constater, c'est le changement qui se produit de bonne heure dans les dimensions de la cavité utérine sous l'influence des corps fibreux, sous-muqueux ou interstitiels. Les premiers, surtout lorsqu'ils sont polypeux, dilatent mécaniquement cette cavité. Les seconds produisent surtout cette hypertrophie excentrique de l'utérus dont nous avons parlé, qui s'accompagne de l'allongement de sa cavité. L'hystéromètre ferait reconnaître le nouvel état de cette cavité. Mais il faut dire dès à présent que l'on doit être réservé dans l'emploi de cet instrument. Alors même que son utilité est bien démontrée, il faut en user avec beaucoup de précautions, ainsi que nous aurons l'occasion de le redire.

Les corps sous-péritonéaux, à leur début, échappent complètement, on peut le dire, à nos moyens d'investigation. Il faut qu'ils aient déjà un certain volume pour qu'ils puissent être appréciés au moyen du toucher vaginal combiné avec le palper abdominal, le toucher rectal et le cathétérisme de la vessie. Mais ces corps, à la première période de leur existence, ne se révèlent bien certainement, non plus, par aucun phénomène fonctionnel. Le plus petit polype fibreux ou muqueux, ou même le plus petit corps sous-muqueux, non pédiculé, entretient dans l'utérus, même de vieilles femmes, un état congestif des plus prononcés. Nous l'avons noté bien souvent dans les utérus que nous avons pu examiner. Toutes les fois que nous nous trouvions en présence d'un utérus un peu volumineux et qu'en pressant sur ses parois, nous faisions sourdre par l'orifice un peu de sang, nous disions : il y a là-dedans un polype, et l'ouverture de la cavité confirmait toujours notre prévision. Mais les corps sous-péritonéaux n'agissent pas de même. A tous les âges de la vie, l'utérus qui les porte ne semble pas se ressentir de leur présence. Les phénomènes auxquels ils donnent lieu plus tard, se passent presque tous en dehors de la sphère d'action de l'utérus. C'est précisément à cause de cette particularité qu'il y a lieu d'établir successivement et à part, pour une période plus avancée de leur existence, la symptomatologie des tumeurs fibreuses de l'utérus, selon qu'elles se sont portées du côté de la cavité utérine en tendant à constituer un polype fibreux, ou bien qu'elles restent plus ou moins franchement péri-utérines.

§ 2. — Symptômes des corps fibreux proéminant du côté de la cavité utérine (polypes, corps sous-muqueux).

a. Troubles fonctionnels. — Nous retrouvons dans cette classe de tumeurs tous les phénomènes que nous avons signalés comme appartenant à la période de début, c'est-à-dire : l'hémorrhagie, les troubles de la miction et de la défécation.

Nous ne reviendrons pas sur ces derniers, nous les avons suffisamment indiqués. Lorsqu'ils sont portés à un degré trop considérable, ils constituent de véritables accidents que nous examinerons plus tard.

Aux sensations douloureuses du début, s'ajoutent très-fréquemment dans les cas qui nous occupent, des phénomènes nouveaux. On observe, en effet, dans les tumeurs pédiculées et presque aussi bien dans celles qui, sans être pédiculées, proéminent un peu dans la cavité utérine, de véritables douleurs expultrices. La tumeur joue le rôle d'un corps étranger contre lequel l'utérus s'irrite, et le col qui semble se constituer le gardien de la production morbide, comme il le fait pour le produit de la conception, lutte avec énergie contre l'action du corps de la matrice. Lorsque le col est enfin vaincu, dilaté, et que la tumeur s'engage dans son canal, les douleurs augmentent et prennent tout à fait le caractère des douleurs de l'enfantement.

L'hémorrhagie dont nous avons signalé les caractères au début, devient plus abondante et plus répétée lorsque la tumeur est confirmée. Elle reste souvent bornée à des ménorrhagies ; mais lorsque la tumeur devient de moins en moins supportable, qu'elle est soumise à des contractions utérines de plus en plus

répétées et qu'elle commence à dilater le col, alors surtout des métrorrhagies sérieuses apparaissent, qui se
reproduisent sous la moindre influence et qui peuvent
compromettre l'existence même à bref délai. C'est dans
ce cas que l'opération faisant disparaître tout d'un
coup le mal en supprimant la cause qui le produit,
rend aux malades un service tel, que l'on peut dire
avec Velpeau : « la thérapeutique de ces tumeurs constitue un des plus beaux triomphes de la chirurgie. »

Dans l'intervalle des hémorrhagies, il survient à
cette époque des flueurs blanches plus ou moins abondantes. Ce liquide est muqueux, filant, rosé ; il peut
devenir séro-purulent lorsque l'inflammation du polype aura déterminé une inflammation subaiguë de
la muqueuse utérine. Cette déperdition de liquide est
une cause nouvelle d'épuisement pour les malades.
Leur état peut s'aggraver encore par le fait des modifications putrides que les humeurs secrétées subissent
dans le vagin et dans la cavité même de l'utérus. Des
principes infectieux sont résorbés par les membranes
muqueuses qui tapissent, ces cavités ; on se rend facilement compte des effets produits par cette résorption.

b. *Signes objectifs.* — *Le toucher vaginal* dont nous
avons déjà dit quelques mots, doit être pratiqué ici
avec le plus grand soin. Il permet de reconnaître l'augmentation de volume de la matrice, l'état de ses surfaces, sa direction, son poids, l'état du col. Mais tant
que la tumeur est incluse dans la cavité utérine, ce
mode d'exploration ne fournit aucun signe caractéristique ; il fait seulement constater l'augmentation de
volume de l'organe, laquelle pourrait être rapportée
à une autre cause. Dans certaines circonstances, lorsque la tumeur a plus ou moins dilaté le col utérin, le

toucher vaginal deviendra d'une extrême importance;
il pourra fournir des renseignements décisifs. Nous
rappellerons brièvement ces cas aujourd'hui bien connus, dans lesquels on voit un polype ordinairement
contenu dans la cavité utérine, se présenter au moment des hémorrhagies menstruelles ou accidentelles,
à l'ouverture du col. Ces polypes auxquels on a donné
le nom de polypes intermittents, peuvent devenir pour
un temps assez court seulement, accessibles au doigt.
Dès que l'hémorrhagie est terminée, ils reprennent
leur place dans l'utérus et le col se referme. On en
trouvera des exemples dans un mémoire de
M. O. Larcher (1), publié en 1867 dans les *Archives de
Médecine* et dans un autre de Demarquay et Saint-Vel
dans les *Annales de Gynécologie* (2). Ils sont probablement plus nombreux qu'on ne le croit. Leur existence
constatée tant de fois, met le chirurgien dans l'obli-
gation de pratiquer le toucher vaginal en plein écoulement menstruel chez les femmes qui sont soupçonnées,
à raison du volume de leur utérus et de l'abondance
de leurs règles, d'être affectées de corps fibreux.

Lorsque la tumeur a franchi le col, le doigt peut reconnaître le pédicule, par lequel elle se continue à
travers la cavité du col avec les parois de la cavité utérine. Mais l'examen ainsi pratiqué, même lorsqu'on le
combinerait, ainsi qu'on l'a conseillé souvent, avec des
tractions modérées exercées sur la portion saillante
du polype, ne fournirait généralement pas de renseignements suffisants. Pour acquérir sur le polype et
la cavité de l'utérus les notions indispensables à qui

(1) O. Larcher. Archiv. gén. de méd., 6e série. t. IX, Paris, 1867 : Des
polypes intermittents.

(2) Demarquay et Saint-Vel. Des polypes fibreux à apparition intermit-
tente. Annales de Gynécologie, avril 1875, p. 245.

doit prendre une détermination thérapeutique, il faut souvent que le doigt soit, en quelque sorte, prolongé par la sonde utérine. Nous avons déjà dit que cet instrument tout utile, tout indispensable qu'il puisse être dans quelques cas, doit être employé avec précaution. Huguier, qui en a recommandé si fortement l'usage, croyait qu'entre des mains prudentes il était toujours sans dangers. On ne peut pas adopter complètement cette opinion ; les faits sont venus démontrer que son emploi était capable de provoquer des désordres graves. Plus d'une métro-péritonite a succédé à son introduction. Peut-il en être autrement lorsque nous voyons de temps en temps le simple toucher devenir le point de départ de ces mêmes accidents, fait observé principalement chez des femmes très-anémiées. Dans ces derniers temps, des observations assez nombreuses ont fait voir que la sonde utérine était capable de produire dans l'utérus des désordres plus graves qu'on ne l'aurait supposé. Dupuy (1), dans un mémoire très-intéressant, a réuni un grand nombre de cas de perforation de l'utérus produits par l'hystéromètre. La plupart sont dus à des praticiens dont la réputation est bien établie comme gynécologistes. Chose singulière, ces perforations sont restées souvent complètement innocentes. La fréquence de l'innocuité n'excuserait pas des témérités ou des brutalités de la part d'un médecin. Mais il nous semble, en somme, que dans les cas dont nous parlons ici principalement, alors que l'existence d'un polype a été bien constatée et que la possibilité d'une grossesse ne saurait être admise, le chirurgien a le droit de faire usage de la sonde utérine presque aussi bien que du toucher. Lorsqu'en

(1) Dupuy. Thèse inaugurale. Paris, 1873.

effet, le polype est encore contenu dans l'utérus, la sonde seule peut fournir quelques renseignements sur son compte ; elle seule peut apprendre si une tumeur qui fait saillie dans l'ouverture du col, en se confondant plus ou moins avec une des lèvres de cette ouverture, est plus haut, complètement adhérente ou non, à la paroi même de l'utérus. C'est la sonde encore qui, promenée autour d'un corps d'apparence polypeuse, saillant à travers le col entr'ouvert, pourra aprécier la profondeur de la cavité utérine, sa forme, et fournir quelques-uns des renseignements indispensables à la solution de cette question : s'agit-il là d'un polype ou d'un renversement de l'utérus ?

Le palper abdominal sera, on le conçoit, utilement combiné avec l'emploi de ces divers moyens d'exploration. Il permettra de noter la hauteur à laquelle arrive le fond de l'utérus ; il pourra faire soupçonner quelquefois un renversement de l'utérus. C'est dans les cas où la main pressant au-dessus du pubis ne déterminera pas un abaissement notable de la tumeur intra-vaginale.

Le toucher rectal, le cathétérisme de la vessie isolés ou combinés fourniront sur la position et les dimensions de l'utérus les plus utiles renseignements. Les polypes du col qui n'offrent rien de très-particulier au point de vue de leurs signes fonctionnels, seront encore plus accessibles que les polypes du corps.

§ 3. — Symptômes des corps fibreux à développement excentrique

(*Tumeurs sous-péritonéales, interstitielles*).

Cette seconde classe de tumeurs fibreuses comprend celles qui, débutant au sein de la paroi utérine, y res-

tent contenues et se développent du côté de la cavité
abdominale, entraînant avec elles du même côté l'utérus hypertrophié. Elle renferme aussi celles qui, occupant une position excentrique, soit par le fait de
leur premier développement, soit par suite d'une pédiculisation plus ou moins marquée, se sont développées
isolément du côté de la cavité péritonéale. Ces différentes tumeurs ont été, de la part de Caternault (1),
l'objet d'une étude détaillée sous le nom général de
tumeurs péri-utérines.

Signes subjectifs. — Au début, ainsi que nous l'avons
signalé, elles peuvent ne se révéler par aucun symptôme.
Elles sont, en effet, indolentes d'ordinaire et ne provoquent pas de troubles menstruels. Il faut pourtant noter
quelques cas de tumeurs péri-utérines irritables ; quel
quefois aussi des myômes de ce genre ont pu déterminer des accidents hystériformes.

Lorsqu'elles sont plus développées, les tumeurs péri-
utérines provoquent quelques-uns des signes subjectifs que nous avons notés du côté des polypes et des myomes sous-muqueux. Des troubles de la miction et de la
défécation résulteront principalement des tractions ou
des compressions exercées sur les organes avoisinants.
Lorsque ces tumeurs deviennent très-volumineuses.
ces actions mécaniques peuvent devenir le point de
départ des phénomènes les plus graves. Mais ce sont
là des accidents que nous aurons lieu d'étudier à
part (Voir *Complications.*).

Cruveilhier, et depuis lui presque tous les auteurs
qui ont traité spécialement de ces matières, ont noté
la rareté des hémorrhagies dans les tumeurs franchement interstitielles ou péri-utérines. On se rend faci-

(1) Caternault. Des tumeurs fibreuses péri-utérines. (Thèse inaugurale,
Strasbourg, 1866.

lement compte de cette circonstance lorsqu'on réfléchit au mécanisme qui préside à l'hémorrhagie dans les cas de myomes. La sortie du sang est due, en effet, aux excitations et aux irritations que subit la muqueuse utérine de la part du polype Cette membrane sous l'influence de ces causes répétées, se met dans des conditions exceptionnelles de congestion et de dilatation vasculaires. L'hémorrhagie se produit alors avec la plus grande facilité. On conçoit que cette influence n'existe pas pour les tumeurs sous-péritonéales, et qu'elle puisse à peine s'exercer pour quelques tumeurs interstitielles.

La dysménorrhée, l'aménorrhée ont été notées au contraire quelquefois ; mais le fait est rare, en somme mal établi en tant que conséquence immédiate de la tumeur péri-utérine. On a vu aussi se produire par intervalles des écoulements généralement albumineux ; une certaine quantité de ce liquide accumulée sans doute dans la cavité élargie de l'utérus se trouvait probablement expulsée tout à coup.

b. Symptômes objectifs. — Le palper abdominal permet de constater l'existence d'une tumeur plus ou moins volumineuse, généralement arrondie, quelquefois lisse à sa surface, souvent bosselée et comme formée dans ce cas de tumeurs multiples. Cette masse est généralement insensible à la pression. Deux caractères très-importants sont surtout fournis par ce mode d'exploration : la consistance et la mobilité ou la fixité de la tumeur. Nous nous sommes déjà étendu sur les variations nombreuses que présentent les myomes au point de vue de la consistance ; le plus souvent ils sont résistants et durs ; c'est leur caractère général. Mais il ne faut pas oublier les nombreuses exceptions à cette règle que nous avons signalées. On trouve des myomes élastiques sous le doigt; d'autres sont mous, fluctuants ou du moins subfluctuants comme ceux qui présentent, même sur la table d'amphithéâtre, le frémissement d'une masse gélatineuse. (Observat. de Kœberlé, thèse de Caternault et de Bourcy, Soc. anatom. T. III.) Il peut, d'ailleurs, comme on l'a vu, exister des collections liquides qui, placées généralement à la surface des tumeurs, attireront facilement l'attention des observateurs. Ces kystes donneront lieu, à la surface d'une masse volumineuse et dure, à des points plus ou moins étendus dans lesquels la fluctuation et une fluctuation bien réelle se montrera plus nettement.

L'état de liberté ou d'immobilité des tumeurs, si important au point de vue de la gastrotomie, a été quelquefois recherché avec soin par les chirurgiens qui pratiquent cette opération. Cette notion n'est pas toujours facile à acquérir. La mobilité manque rarement dans les tumeurs fibreuses péri-utérines d'un petit volume; elle est facile à constater; mais quand ces productions sont très-volumineuses, l'erreur est aisée à commettre. On pourra croire ici comme dans les kystes de l'ovaire, qu'une tumeur joue librement sous la paroi abdominale alors qu'elle lui est intimement adhérente. C'est une illusion du toucher qui est liée généralement à une épaisseur considérable de la paroi abdominale et au jeu des couches de cette paroi les unes sur les autres. Inversement, une tumeur enclavée dans le petit bassin, peut être regardée comme très-adhérente, alors qu'elle n'est unie, au contraire, par aucun lien anormal avec les parties voisines.

Le toucher vaginal ne fait d'ordinaire constater rien d'important du côté du col utérin. Les culs-de-sac

du vagin sont toujours explorés utilement; la notion
la plus importante à prendre est celle qui résulte de
la combinaison du toucher vaginal et du palper. On
peut apprécier ainsi très-bien, dans presque tous les
cas, les relations qui existent entre la tumeur et l'u-
térus. La transmission des mouvements de l'une de
ces parties à l'autre établira leur intime union. Ici
encore, dans quelques cas, on pourra être trompé par
les apparences. Des tumeurs volumineuses, simplement appliquées sur l'utérus, peuvent communiquer
à cet organe les mouvements qui leur sont imprimés,
et réciproquement. D'un autre côté, un myome péri-
utérin, rattaché à la matrice par un pédicule assez
mince, pourra paraître tout à fait indépendant de cet
organe.

L'emploi de la sonde utérine compléterait, en cas
de besoin, le toucher vaginal; il permettrait de voir
si la cavité de l'utérus est agrandie. On constaterait
bien mieux avec elle que par tout autre moyen si les
mouvements imprimés à la tumeur se communiquent
au corps et au col utérins. Mais l'introduction de l'hystéromètre, lorsque de nombreuses tumeurs défor-
ment la cavité de l'organe, n'est pas toujours facile; il
peut en résulter que l'on croit avoir atteint le fond de
l'utérus, alors que l'on a à peine dépassé le col. De là
des erreurs comme celle qui se trouve relatée dans
l'observation du Dr Krakowizer (voir page 183). Dans
certains cas, l'hystéromètre, combiné ou non au palper abdominal, au toucher rectal, à l'introduction
d'une sonde dans la vessie, a permis d'apprécier jusqu'à un certain point l'épaisseur des parois utérines
et la portion de l'organe dans laquelle se trouvait développée une tumeur interstitielle. Mais il est inutile

de s'arrêter sur ces faits, rares et en somme peu importants.

La percussion fait sentir une matité absolue au niveau de la tumeur, tandis que, auprès d'elle, l'intestin qu'elle refoule fournit de la sonorité. Il est très-clair que les tumeurs, pour pouvoir être percutées, doivent avoir déjà atteint un certain volume.

C'est aussi pour les tumeurs péri-utérines volumineuses que l'auscultation a fourni plusieurs espèces de signes, classés par Caternault (1) [sous trois chefs : bruits de souffle, thrill, bruits cardiaques transmis.

Le bruit de souffle des grosses tumeurs abdominales, des tumeurs utérines, aussi bien que des tumeurs ovariennes, est connu depuis assez longtemps. Le professeur Depaul (2) en avait rapporté des exemples en 1847. Il a été l'objet de recherches étendues de la part du D' Clintock ; enfin il se trouve signalé actuellement dans tous les traités généraux et spéciaux. Ce bruit peut être appelé vésiculaire ou placentaire, et, en effet, dans quelques cas, il serait impossible, ainsi que le fait remarquer le D' Clintock, de le distinguer du souffle perçu au niveau de l'utérus gravide. D'autres fois, il est plus rude et prend toutes les apparences d'un souffle tubaire sans posséder d'ailleurs, dans ce cas, une signification particulière.

Un bruit de thrill, en tout semblable à celui qui s'observe dans les anévrysmes variqueux, a été noté, mais dans des cas très-rares, à l'auscultation des grosses tumeurs fibreuses. On l'a rapporté à la compression que ces tumeurs exerçaient sur l'aorte, explication très-vraisemblable. Jusqu'ici on ne l'a pas noté

(1) Caternault. Loc. cit., p. 88.
(2) Depaul. Traité d'auscultation obstétricale, 1847, p. 209, 222.

Sevastopulo. 7

dans les tumeurs ovariennes; mais ce n'est pas une raison pour en faire un signe distinctif des tumeurs fibreuses.

Des bruits cardiaques enfin peuvent être transmis par les tumeurs à l'oreille qui les ausculte. Le fait mérite à peine d'être signalé.

Nous n'avons pas besoin d'insister sur les phénomènes généraux qui marquent le développement des tumeurs fibreuses. Nous les avons déjà suffisamment notés lorsque nous avons parlé des symptômes subjectifs. En général, pour les tumeurs qui ne sont pas très-volumineuses, ces troubles généraux résultent directement, quand ils existent, de l'exagération d'un symptôme. L'hémorrhagie, par exemple, entraîne les troubles de l'anémie; des troubles divers surviennent aussi à la suite de quelque accident, d'une péritonite, d'une compression sur les uretères, etc.

Nous reviendrons sur ce sujet à l'occasion des accidents et des complications. Pour les tumeurs très-volumineuses, ces phénomènes accidentels deviennent communs ; toutes les fonctions se trouvant entravées à la fois, les malades peuvent tomber dans le marasme. Leur facies prend alors cet aspect caractéristique décrit par Spencer Wells sous le nom de facies ovarien. Ces grosses tumeurs utérines n'agissent pas autrement sur l'ensemble des fonctions que les grands kystes de l'ovaire.

MARCHE, DURÉE, TERMINAISONS.

La marche des myomes utérins non pédiculés est extrêmement variable. Ainsi que le dit M. Guyon, il est difficile, étant donné un corps fibreux, de dire quelle sera la durée de la maladie et quelle peut en être la terminaison. On cite une certain nombre de faits dans lesquels des tumeurs fibreuses, parfaitement reconnues, ont pu être suivies fort longtemps, sans qu'il fût possible de constater chez elles un accroissement manifeste. D'autre part, il est bien certain que des productions de cette espèce, lorsque survient la fin de la vie sexuelle de l'utérus, subissent très-souvent, non-seulement un arrêt dans leur développement, mais même une diminution qui conduira peut-être, ce fait est moins certain, à une disparition complète. A côté de ces cas favorables, on rencontre les faits très-fâcheux, dans lesquels un myome, en quelques mois ou dans un petit nombre d'années, acquiert un volume tel, que les fonctions des organes les plus importants se trouvent entravées : la respiration par la compression du diaphragme, la miction par la compression de la vessie et des uretères, la défécation enfin et la circulation par une action semblable sur le rectum, l'aorte, la veine cave. Les tumeurs fibro-cystiques paraissent comporter, plus qu'aucune autre espèce, cette fâcheuse terminaison.

Quand les tumeurs sont abandonnées à elles-mêmes, on ne peut donc pas dire de quelle façon elles se comporteront. Les faits que l'on observera pourront être d'ordre très-différent.

1° La tumeur suivra une marche ascendante, lente ou rapide. Elle atteindra des dimensions considérables et pourra entraîner la mort, à la suite d'accidents variés (compressions, péritonite, hémorrhagies, etc.).

2° Arrivée à un certain degré de développement, la tumeur restera stationnaire, fait observé surtout après la ménopause, mais constaté quelquefois aussi pendant la période de l'activité sexuelle.

3° Le myome peut non-seulement rester stationnaire, mais encore subir une régression totale ou partielle, à la suite de laquelle il s'atrophie ou disparaît complètement. M. Guyon citait dans sa thèse des faits de ce genre, faisait remarquer que plusieurs d'entre eux paraissaient peu probants, et déclarait que la question était encore à l'étude. On doit encore aujourd'hui arriver à la même conclusion. Il y a un certain nombre de faits de diminution des corps fibreux complètement indiscutables, à ce qu'il semble, et de faits survenus même en dehors de la grossesse ; mais il y a aussi plusieurs exemples d'erreurs de diagnostic ayant amené à croire à la disparition d'un corps fibreux qui n'existait pas. L'hématocèle rétro-utérine paraît avoir été la cause la plus fréquente de ces confusions.

4° A la suite de l'inflammation, de la gangrène et de causes pathologiques du même ordre, les myomes peuvent, dans des cas très-exceptionnels, être éliminés, soit par les voies naturelles, soit par une perforation de l'utérus et des parties voisines. La guérison a pu être obtenue par ce mode très-anormal d'élimination ; mais on conçoit facilement les périls qui menacent les malades. La mort est, du reste, observée plus souvent ici que le rétablissement de la santé. Nous reviendrons sur les faits de ce genre, en parlant des accidents.

La marche des polypes est plus simple que celle des autres corps fibreux. Abandonnés à eux-mêmes, ils provoquent des hémorrhagies plus ou moins abondantes, qui sont pour la santé et la vie des femmes le principal danger, elles constituent presque toute la maladie. Il n'est pas admissible que, chez certaines femmes, les productions pédiculées ne soient un peu mieux tolérées que chez d'autres. Peut-être ces malades pourront-elles atteindre la ménopause, en n'éprouvant que des hémorrhagies supportables, et entrer après cette époque dans une période nouvelle de bien-être et de sécurité complète. Pourtant le fait n'est pas démontré, et nous serions plutôt porté à douter de sa réalité en nous souvenant que nous trouvions, chez de fort vieilles femmes, une certaine quantité de sang dans tout utérus qui contenait la plus petite tumeur pédiculée ou sous-muqueuse.

La mort a été plus d'une fois le résultat des hémorrhagies causées par les polypes. Il est heureux que le chirurgien soit si puissant contre eux. A défaut de chirurgie, la nature a quelquefois produit à elle seule une guérison complète et définitive, en amenant l'expulsion spontanée d'un polype. Mais cette terminaison est malheureusement bien rare.

ACCIDENTS ET COMPLICATIONS.

Les complications des fibro-myomes de l'utérus sont multiples. Elles varient comme leurs symptômes, avec la disposition anatomique de ces tumeurs. Il n'est aucun de ces symptômes qui, porté à un degré considérable, ne puisse devenir un véritable accident.

Nous ne reviendrons pas sur *l'hémorrhagie*. Ce symptôme, si habituel, peut présenter une gravité qui doit le faire considérer comme le plus redoutable des accidents.

Parmi les changements dans la forme et la disposition de l'utérus que les tumeurs fibreuses peuvent entraîner, nous avons eu l'occasion de signaler le *renversement*. Cet accident s'observe soit dans des cas de polype utérin, soit comme complication d'une tumeur sous-muqueuse, ou même interstitielle du fond de la matrice. Il est généralement consécutif à l'accouchement lorsqu'il s'agit de ces dernières tumeurs. Mais nous dirons plus loin ce qui a trait à l'inversion utérine après l'accouchement. L'inversion utérine peut être spontanée; elle peut être produite ou augmentée, car elle est rarement totale, par des tractions exercées sur un polype déjà saillant dans le vagin. La possibilité de ce renversement doit être toujours présente à l'esprit du chirurgien. On sait en effet que l'utérus, dans ces conditions, a été trop souvent enlevé partiellement ou en entier, avec ou sans corps fibreux. Souvent aussi, dans des cas d'inversion commençante, la section du pédicule d'un polype, a été portée au delà du point d'insertion de ce pédicule, sur le fond même de l'utérus. Une ouverture plus ou moins large, à travers laquelle la cavité péritonéale communiquant avec la cavité utérine, a pu se trouver ainsi malheureusement pratiquée à travers les parois de la matrice. Lorsque le renversement de l'utérus est récent, son redressement peut généralement s'effectuer avec facilité. On l'a vu survenir plus d'une fois de lui-même, immédiatement après l'ablation d'un polype ou d'un corps interstitiel du fond de l'utérus. S'il est ancien, il persiste avec tous ses inconvénients.

Perforations et ruptures de l'utérus. Nous avons eu l'occasion de dire quelques mots des ulcérations qui se produisent parfois dans la muqueuse utérine sous l'influence des corps fibreux. Ces érosions qui peuvent se rencontrer aussi dans le vagin quand un polype a franchi le col utérin, sont, comme nous l'avons indiqué, le point de départ de ces faux pédicules multiples plusieurs fois notés par les auteurs.

Les ulcérations utérines peuvent-elles dépasser l'épaisseur de la muqueuse, entamer le tissu musculaire proprement dit, et le rendre faible à ce point que sous l'influence d'une violente contraction utérine, tout ce qui reste de la paroi puisse se rompre? O. Larcher (1) a soutenu cette opinion. Mais le fait qu'il apporte à l'appui ne nous paraît pas solidement établi. Assurément, lorsqu'il existe un obstacle à l'expulsion du corps contenu dans la cavité de l'utérus, et que cet organe se contracte spasmodiquement sur ce corps, il y a quelque chance pour qu'une rupture se produise en tout point qui aura été à l'avance particulièrement affaibli. Les faits cependant ne démontrent pas que l'ulcération dont nous parlons ait pu jouer un rôle quelconque, à ce point de vue.

Au moment de l'accouchement, chez des femmes affectées d'hystérômes, on a vu des ruptures se produire, en l'absence d'ailleurs de toute érosion préalable; mais ces cas sont infiniment rares. On trouve une observation dans la thèse de Lambert (p. 147) qui a trait à un fait de ce genre. Il est difficile d'apprécier le rôle qui peut être attribué dans ce cas au corps fibreux, ainsi qu'en convient l'auteur.

Les perforations de l'utérus, non plus subites comme des ruptures, mais graduelles succèdent toujours à l'inflammation, à la gangrène, aux divers états pathologiques dont les myomes et les portions de l'utérus voisines des myomes, peuvent être le siége. Moins

____

(1) O. Larcher. Des ruptures de l'utérus Arch. gén. de méd., 1867.

rares que les cas de rupture, les faits de ce genre ne sont pas très-nombreux.

Louis (1), dans son mémoire sur les concrétions calculeuses de la matrice, rapporte un exemple de perforation de l'utérus par gangrène survenue consécutivement à la pression qu'exerçait autour d'elle une concrétion calculeuse de la matrice, un myome calcifié, sans doute.

Pinault (2) a rapporté un cas de polype utérin qui vint faire issue au dehors à travers la paroi abdominale, consécutivement au sphacèle de l'utérus.

Loir (3) a fait connaître un cas semblable en 1847.

Neugebauer, en 1866, a publié un fait d'élimination d'une tumeur fibreuse (probablement), à travers la paroi abdominale. La malade guérit. On trouvera l'observation empruntée à la thèse de Lambert, à la page 146.

Duménil, en 1869, fait paraître une nouvelle observation d'élimination d'un corps fibreux à travers la paroi abdominale. Ici encore la guérison fut obtenue.

Lorsque la tumeur est assez haut placée pour ne pas intéresser la vessie, le résultat est, comme on le voit, fréquemment favorable. Mais si cette tumeur est située plus bas, le réservoir urinaire, sous l'influence des pressions exercées par un corps utérin peut se sphacéler. Une perforation s'établit, et un lobe de la tumeur vient faire saillie dans la cavité vésicale. Là il est soumis à l'influence de l'urine qui l'irrite, l'ulcère et il se crée ainsi un foyer de décomposition dont les produits septiques ont bientôt achevé la ruine

(1) Louis. Mémoires de l'Acad. roy. de chirurgie, t. II, p. 94. Paris, 1819.
(2) Pinault. Bulletins de la Société anat., t. III, 1828.
(3) Loir. Comptes-rendus de la Soc. anat , 1847, et Mémoires de la Soc. de chirurgie. Paris, 1851.

déjà fort avancée de l'économie tout entière. Tous les faits de ce genre ont été suivis de mort; mais la mort survient d'une façon assez lente. Nous ne pouvons que citer Lisfranc, qui, dans sa clinique de la Pitié, a fait connaître deux exemples de perforation de la vessie par ce mécanisme, et Demarquay, lequel, à la Société de chirurgie (22 mai 1859), a montré un cas de perforation de l'utérus au niveau de sa face antérieure, par un corps fibreux nterstitiel, perforation accompagnée de gangrène avec perforation consécutive de la paroi vésicale.

Nous avons trouvé à l'amphithéâtre de la Faculté une pièce analogue chez une femme de 50 à 60 ans, destinée à la dissection. Dans ce cas, des tumeurs fibreuses remplissaient tout le petit bassin. Elles y étaient maintenues par des adhérences solides à tout le pourtour de cette cavité. Dans cet état, elles comprimaient les uretères qui présentaient un diamètre de plus d'un centimètre, et qui se terminaient du côté du rein par une dilatation considérable des calices et du bassinet. Au niveau de la vessie, un lobe de la tumeur, noir, gangrené à sa surface, pénétrait à travers la paroi postérieure de la vessie largement ouverte jusque dans la cavité de cet organe.

Ce sont les seuls faits de ce genre que nous connaissions. On peut en rapprocher ceux dans lesquels on a vu se faire une perforation du vagin consécutivement aux pressions exercées par un polype engagé dans la filière vaginale. Celui de P.-J. Roux (1) est le plus connu.

Ascite. La présence d'un épanchement ascitique

(1) P.-J. Roux. Mémoires sur l'organisation des polypes utérins. Journal de méd. et de pharm., t. IV, p. 159. Paris, germinal an X.

dans la cavité péritonéale coïncide très-rarement, en somme, avec l'existence des myomes utérins. Elle est certainement moins commune, même pour les gros myomes, que pour les kystes de l'ovaire. Il n'est pas rare de voir des femmes qui portent depuis plusieurs dizaines d'années de volumineuses tumeurs fibreuses sans avoir jamais éprouvé cet accident. Pourtant, les grands myomes s'accompagnent quelquefois d'ascite, et même on a pu voir celle-ci masquer complètement des productions peu volumineuses, si bien que dans quelques cas la tumeur n'ayant pas été reconnue d'abord, la cause de l'ascite restait douteuse. Dans aucun cas, la compression des veines de l'abdomen ne saurait être invoquée comme cause de cet épanchement. On ne peut l'expliquer que par une irritation permanente du péritoine qui recouvre la tumeur. Cette irritation qui, dans certains cas, donne naissance à des fausses membranes susceptibles d'une organisation rapide, amènerait dans d'autres conditions l'exsudation du liquide séreux qui constitue l'épanchement ascitique.

Cette ascite, à raison de son origine, paraît être une complication assez grave. Elle se renouvelle sans cesse après les ponctions, épuise les malades et les expose à des accidents particuliers. Ainsi Cruveilhier rapporte qu'il a vu deux malades atteintes de ce genre d'ascite périr l'une par péritonite, à la suite de la 20ᵉ ponction, l'autre, par syncope, après la cinquantième. Kœberlé (1) considère l'existence de l'ascite comme une grave complication des corps fibreux. Il a vu après l'ablation de ces productions, ablation qui semblerait supprimer la cause du mal, le liquide se

(1) Voir thèse de Caternault.

reproduire avec une extrême rapidité et la mort survenir. Pour lui l'ascite est presque une contre-indication à l'ablation par la gastrotomie des tumeurs
fibreuses. Péan (1) est d'un autre avis : selon lui
l'existence d'une ascite qui tend à se reproduire après
la ponction, constitue au contraire une indication for-
melle de l'opération. Nous serions fort en peine s'il
fallait nous prononcer entre ces deux opinions.
Kœberlé a cité un cas dans lequel l'ascite avait, suivant le mécanisme de l'hydrocèle qui passe à l'hématocèle, donné lieu à une péritonite hémorrhagique.

Peut-être faut-il faire entrer en ligne de compte
dans les productions de l'ascite, l'anémie qui frappe
tant de malades, et l'hydrémie qui lui succède. On
comprendrait qu'une ascite de ce genre, surtout si elle
n'était pas très-ancienne et très-abondante, pût avoir
une influence utile dans les cas où le chirurgien se propose de pratiquer l'ablation pas la gastrotomie d'une
tumeur fibreuse. Elle s'oppose en effet alors, jusqu'à
un certain point, à la formation d'adhérences entre la
tumeur et les parois de l'abdomen ou les viscères.
Cette liberté de la tumeur ne paraît pas sans importance, quoique quelques gastrotomistes affectent de
ne pas tenir grand compte des adhérences dans le pronostic et dans les indications de la gastrotomie.

Les *adhérences des tumeurs fibreuses* sont, ainsi que
nous l'avons exposé à l'anatomie pathologique, très-
variables. Leur formation est annoncée généralement,
mais non toujours, par des points douloureux de péritonite subaiguë et elles se reconnaissent physique-
ment, mais pas toujours aussi bien qu'on le désirerait,
à l'absence de mobilité des tumeurs. Au point de vue

(1) Péan. Hystérotomie, p. 41.

de la gastrotomie elles ont une grande importance ; mais c'est ce qui nous intéresse le moins. Nous noterons surtout les tractions qu'elles exercent sur les organes voisins et spécialement sur le tube intestinal. Celui-ci, peut être tiraillé, gêné dans ses mouvements, immobilisé, resserré de diverses manières par ces adhérences, et l'étranglement interne peut sans doute même résulter d'une gêne de cette espèce. Mais nous ne connaissons pas d'exemple de ce fait. Les adhérences acquièrent une extrême gravité lorsqu'elles unissent toute la surface d'une tumeur contenue dans le petit bassin, aux parois qui ferment cette cavité. Alors, en effet, plus qu'en aucun autre cas, la compression sur les organes voisins devient sérieuse. La tumeur tout à fait immobilisée va, si son développement s'accroît, presser le rectum ou la vessie contre les os du bassin, et déterminer facilement leur gangrène. C'est ainsi que paraît s'être produit ce redoutable accident dans les faits que nous possédons, et notamment dans celui que nous avons observé à l'Ecole pratique

ACCIDENTS DE COMPRESSION

Nous avions déjà noté comme de simples symptômes les phénomènes qui résultent des compressions modérées exercées sur les parties voisines par les hystéromes peu volumineux. Lorsque les tumeurs prennent un accroissement si rapide qu'elles ne se trouvent plus en proportion avec la cavité qui les contient, ces phénomènes de compression peuvent acquérir tout d'un coup une énorme gravité ; mais d'autre part, des corps moins volumineux, moins enclavés et moins fixés par des adhérences aux parties voisines, peuvent aussi, par le fait d'une compression incomplète, mais longtemps prolongée, produire des accidents comparables en tout aux précédents quant aux résultats. C'est ce que Fourestié (1), dans un récent mémoire, a bien fait voir.

Du côté de l'intestin, la compression par les tumeurs fibreuses peut amener l'occlusion intestinale complète. Cette occlusion se fait de plusieurs manières ; Milliot (2), dans sa thèse inaugurale, a bien mis ce point en lumière. Le plus souvent elle est le fait de l'aplatissement pur et simple de l'intestin ; d'autres fois, comme dans un cas de M. Duchaussoy, une tumeur pédiculée agissant par son poids, tombe dans l'espace recto-vaginal et oblitère alors l'intestin. On pouvait dans ce cas faire disparaître l'obstruction lorsqu'on relevait la tumeur par le toucher vaginal. Enfin, l'obstruction intestinale peut être le fait d'un véritable rétrécissement survenu par propagation au rectum de l'inflammation de la tumeur et du péritoine qui la recouvre. Dans ce cas les tuniques de l'intestin ont subi une hypertrophie plus ou moins considérable. Il est rare que, dans tous ces cas, l'obstacle apporté au cours des matières aille jusqu'à l'occlusion absolue. Pourtant le fait s'est vu plus d'une fois. Guyon cite dans sa thèse 3 cas dans lesquels l'entérotomie dut être pratiquée (Duchaussoy, Holdouse Nélaton). M. Hergott, cité par Milliot, en a fait connaître un nouveau cas. Enfin M. Faucon dans un récent mémoire à la Soc. de Chirurgie a publié un autre fait observé par M. Broca. Le plus souvent ce n'est pas de cette complication que meurent les malades. Elles sont

(1) Fourestié. Des compressions, etc. Gaz. méd. de Paris, 6 et 13 juin 1875.
(2) Milliot. Thèse inaugurale. Complications des tum. fibr. de l'utérus. Paris, 1875.

seulement affectées d'une constipation opiniâtre, ou présentent des alternatives de constipation et de diarrhée. Quelquefois pendant longtemps les matières fécales sont aplaties, comme laminées. Enfin à l'autopsie on trouve tous les signes physiques du rétrécissement du rectum.

La compression des uretères que l'on ne trouvait pas souvent notée, avant ces dernières années, a appelé fréquemment l'attention des observateurs. Depuis quelque temps, un nombre de faits déjà assez considérable a été présenté à la Société anatomique de Paris, et il est commun en relisant des observations anciennes, de trouver la mention rapidement donnée des dilatations qui suivent cette compression. Milliot et Fourestié, dans les travaux déjà cités, lui ont consacré chacun un chapitre spécial.

Les accidents qui résultent de la pression exercée sur les uretères par les tumeurs fibreuses, aboutissent fatalement à l'urémie ; la mort est la conséquence nécessaire de cette redoutable complication ; mais toutes les fois qu'on trouve à l'autopsie les uretères et les reins distendus par l'urine, ce n'est pas à dire que le résultat fatal ait été immédiatement la conséquence de l'urémie. Une autre complication aura pu prendre le dessus et entraîner ce résultat. Ici, en effet, comme dans presque tous les cas où l'on voit l'urémie se produire pour d'autres causes, les accidents peuvent affecter deux marches différentes : la marche aiguë, et la marche chronique. Celle-ci, est de beaucoup la plus commune.

D'ordinaire les troubles qui tiennent à la compression des uretères ont une marche insidieuse. Il n'existe pas de douleurs de reins ou bien ces douleurs peuvent rece-

voir leur explication de la présence même de la tumeur. Les troubles dans la miction passent inaperçus
le plus souvent, quand ils existent. L'anurie a pourtant
été notée dans un cas (1). Les urines, quand on les a
observées, ne contenaient pas toujours de l'albumine.
On voit donc simplement les malades pâlir et s'affaiblir
graduellement ; mais comme elles perdent généralement du sang, et comme elles sont soumises en même
temps à d'autres causes de dépérissement, on peut
méconnaître la lésion rénale qui est en train de s'établir. Puis tout d'un coup, dans bien des cas, soit
spontanément, soit à la suite d'un traumatisme, graduellement dans d'autres cas, on voit éclater les accidents terminaux de l'urémie bientôt suivis de la
mort des malades. A l'autopsie, les uretères ont présenté souvent un calibre de 2 et 3 centimètres, les
cavités des calices et des bassinets étant énormément
dilatées, le rein se trouvait réduit presque à une coque
fibreuse. C'est à peine si l'on apercevait un peu de
substance glandulaire, et l'on se demandait comment
la vie avait pu être continuée si longtemps, en l'absence de presque tout parenchyme rénal.

Dans des cas relativement heureux on a trouvé à
l'autopsie de femmes mortes pour d'autres causes,
l'uretère et le rein d'un côté altérés de la sorte, tandis
que l'autre heureusement préservé par le fait de la
disposition de la tumeur avait pu continuer ses fonctions.

La compression qui porte sur la veine cave inférieure et sur les veines iliaques est une cause assez fréquente d'œdème des membres inférieurs. Mais la
compression directe joue ici un rôle moins important

(1) Murphy. London Journal, of medicin, cité par Fourestié

que les inflammations péritonéales qui se produisent autour des tumeurs. Ce sont ces inflammations partielles qui provoquent par propagation la phlegmatia alba dolens trop souvent observée, soit dans un membre inférieur, soit dans les deux à la fois.

La péritonite, dont nous avons eu l'occasion de signaler la fréquence et à laquelle nous avons déjà rapporté tant d'accidents est toujours à craindre avec les corps fibreux. On connaît des observations de femmes qui, après être arrivées à un âge très-avancé sans avoir été incommodées sérieusement par les myomes utérins qu'elles portaient, mouraient rapidement du fait d'une péritonite aiguë. A des péritonites partielles, il faut rapporter souvent les collections purulentes qui peuvent se former autour des corps fibreux, et se vider de différents côtés. Caternault cite une observation de Kœberlé dans laquelle un abcès de la fosse iliaque, consécutif à une péritonite, croyons nous, s'ouvrit à la fois à travers la paroi abdominale et à travers le rectum, donnant ainsi origine à une fistule stercorale qui n'empêcha pas la malade de guérir après l'ablation par la gastrotomie.

Nous renvoyons l'étude des inflammations et des gangrènes des corps fibreux à notre chapitre : sur l'influence réciproque que la grossesse et les tumeurs fibreuses utérines exercent les unes sur les autres. C'est là que nous en trouverons les plus nombreux exemples.

Nous citerons ici un accident rare et curieux, dont nous ne connaissons qu'un seul exemple. Il peut être jusqu'à un certain point rapproché des phénomènes produits par la compression. Il s'agit d'une rétroversion subite de l'utérus, provoquée par la présence dans

la paroi postérieure de cet organe d'une volumineuse
tumeur interstitielle et qui put être heureusement
réduite Elle a été rapportée par le docteur Pepper (1).
La voici résumée : une femme âgée de 50 ans, présentait depuis huit mois une chute de l'utérus. Tout d'un
coup, à la suite d'un effort violent se produisit chez
elle une rétroversion complète. Douze jours après cet
accident elle alla trouver le docteur Pepper. Celui-ci
constata que la vessie était complètement distendue,
le rectum comprimé, et l'arrêt des matières fécales
absolu. Anorexie, nausées fréquentes ; dans les derniers jours vomissements ; affaiblissement rapide.

La vessie fut d'abord vidée par la sonde. Puis
l'examen pratiqué par le vagin et par le rectum fit
découvrir une masse dure, sphéroïdale, du volume
d'une tête de fœtus, distendant le cul-de-sac recto-
vaginal et remplissant complètement le petit bassin.
On ne pouvait trouver le col utérin. Après des essais
divers, tous infructueux, on put enfin, la femme étant
placée sur les mains et sur les genoux, repousser la
tumeur hors du petit bassin, au moyen de pressions
exercées dans le rectum et le vagin. On reconnut alors
que le myome occupait toute la paroi postérieure de
l'utérus, Le col était trop haut pour pouvoir être
atteint avec le doigt ; mais la sonde utérine fut introduite. L'utérus fut maintenu par des pessaires dans
une position élevée ; au bout de quinze jours on put
les enlever. La tumeur ne paraissait plus avoir la
moindre tendance à se renverser en arrière, ni même
à se déplacer par le bas.

(1) Dr G. Pepper. Pensylvanie Hospital Reports, 1868, vol. I.

IV.

DES MYOMES UTÉRINS DANS LEURS RAPPORTS AVEC LES DIFFÉRENTS ACTES DE LA GÉNÉRATION.

Nos connaissances sur ce sujet ne remontent pas à bien loin, puisque Levret (1) paraît être le premier qui ait fait quelques recherches dans ce sens. Depuis Levret, de nombreux auteurs, dans des traités généraux ou spéciaux, ont abordé cette question ; elle a fait le sujet d'un grand nombre de thèses inaugurales. Nous citerons, entre autres, celles de Léon Magdeleine (2) et de Lambert (3). Nous renvoyons à ces deux thèses pour un historique complet. La bibliographie française, bien complète dans la thèse de Magdeleine, se trouve augmentée, dans celle de Lambert, d'une bibliographie étrangère très-étendue.

Il faut considérer, dans le sujet qui nous occupe, deux points tout à fait distincts :

1° L'influence que l'état de grossesse exerce sur le développement des corps fibreux de l'utérus ;

2° L'action produite par les corps fibreux sur la fécondation, la grossesse, l'accouchement et ses suites.

I. — INFLUENCE DE LA GROSSESSE SUR LE DÉVELOPPEMENT DES CORPS FIBREUX.

Presque personne ne nie aujourd'hui que dans un grand nombre de cas, et probablement dans le plus

(1) Levret. Loc. cit., p. 518, t. III.
(2) Magdelaine. Thèse inaugurale, Strasbourg, 1869.
(3) Lambert. Thèse inaugurale, Paris, 1870.

grand nombre, cette influence soit très-réelle. Le corps fibreux, pédiculé ou non, n'est pas un corps étranger dans l'utérus, comme on l'a dit quelquefois en exagérant vraiment trop l'importance qu'il faut attribuer à certains de ses caractères anatomiques. Le plus souvent le corps fibreux vit, nous l'avons dit, de la vie utérine ; il éprouve le contre-coup de tous les actes qui se passent dans la matrice. Il se modifie avec elle dans la courte période de la menstruation ; avec elle aussi, et bien plus encore, il prend des caractères nouveaux dans le cours si long de la gestation. On peut résumer autour de quelques faits principaux les modifications qui sont imprimées par la grossesse aux corps fibreux.

1° Dans un nombre de cas assez considérable, on a constaté directement, au cours de la grossesse, un développement exceptionnellement rapide des corps fibreux. Cette opinion avait depuis longtemps cours parmi les accoucheurs : Paul Dubois, Moreau, Cazeaux, Danyau, Jacquemier, l'avaient maintes fois exprimée à propos de faits nouveaux rapportés par le professeur Depaul. A la Société de chirurgie, en 1868, une discussion s'éleva, dans laquelle M. Guéniot tenta de démontrer qu'il fallait, à cause de leur rareté, considérer ces faits comme une simple coïncidence. Mais cette opinion ne trouve plus beaucoup de défenseurs. Il est probable que, si les observations sont rares, c'est à la négligence des médecins qu'il faut surtout s'en prendre. Il existe, du reste, un certain nombre de faits à l'abri de toute discussion. Rappelons un cas de Depaul (Société de chirurgie, 1857), deux cas de Cazeaux (*ibid.*), deux cas nouveaux de Depaul (Société de chirurgie, 1868).

Il est certain que, dans quelques cas, l'influence de la grossesse en tant que cause d'augmentation de volume des hystéromes a paru nulle ou peu considérable ; mais les faits négatifs n'enlèvent rien à la réalité des faits positifs. On ne sait pas, du reste, pour quelle raison ce développement exagéré se produit ici et non pas là. Le siége de la tumeur y entre-t-il pour quelque chose ? Peut-être. Il semble que les tumeurs interstitielles soient les plus modifiées. Des tumeurs pédiculées ont pourtant présenté ce phénomène. Nous renvoyons à la thèse de Lambert. On y trouvera rapportées toutes les observations connues.

2° Il faut noter à côté du précédent ce second fait, qu'après l'augmentation considérable et rapide observée pendant la grossesse, on a vu se faire assez fréquemment à la suite de l'accouchement un retrait du corps fibreux, qui a pu aller presque jusqu'à sa disparition complète. Les observations I à IX, de la thèse de Lambert, sont des exemples de ce genre de rétraction ; la dernière, empruntée à Ramsbotham, est particulièrement curieuse. Il s'agit d'un polype qui, après un premier accouchement, avait fait pour la première fois saillie dans le vagin. On essaya inutilement de l'extraire. Resté en place, il diminua de volume, réintégra l'utérus, et disparut. Il se montra de nouveau, après un second accouchement, et cette fois il avait un volume assez fort, puisqu'on le compare *à une tête de fœtus à terme*. Ramsbotham patienta, et il vit cette tumeur se réduire, dans l'espace de quatre mois, au volume d'*une petite noix*. Elle fut alors enlevée par la ligature.

3° Un fait en rapport avec le développement rapide des fibromes pendant la grossesse, c'est l'état de ramollissement qu'ils présentent à cette période de

leur existence. Cet état a été constaté de plusieurs façons.

D'abord, à l'autopsie de femmes mortes en couches,
les tumeurs fibreuses dont ces femmes étaient affectées
se présentent souvent sous la forme molle et vasculaire.
On trouvera plusieurs de ces faits disséminés dans la
thèse de Lambert. Nous pouvons rappeler plus particulièrement une observation présentée par Cazeaux à
la Société de chirurgie, en 1857. Il s'agissait d'une
femme récemment accouchée, chez laquelle il avait
trouvé, à l'autopsie, une tumeur volumineuse, très-
molle, comme érectile. Ce développement vasculaire
tenait, selon lui, à la gestation.

Cet état de ramollissement a été constaté aussi sur
des tumeurs fibreuses expulsées pendant l'accouchement ou peu de temps après. Nous pouvons citer,
entre autres, un fait d'Oldham (1), dans lequel se
trouve ainsi décrit un polype inséré au fond de l'utérus par un pédicule étroit, lequel se rompit et permit
l'expulsion de la tumeur deux semaines après l'accouchement. « Son tissu était partout composé de fibres
musculaires lisses; des veines volumineuses, pouvant
recevoir l'extrémité du doigt, traversaient toute la
tumeur et restaient béantes sur une section en travers.
L'état spongieux de la masse, la laxité relative des
faisceaux, semblaient indiquer une croissance rapide. »
A la page 133 du même volume, Oldham cite un second
fait semblable à celui-ci. On en trouvera encore d'autres dans les divers recueils.

Enfin, le ramollissement des tumeurs fibreuses au
cours de la gestation a été constaté aussi pendant la

(1. Oldham. Guys'Hospital Reports, 1844, 2ᵉ série, vol. II, p. 122.

vie des malades. C'est Ashwell (1) qui paraît avoir le premier signalé ce ramollissement physiologique des tumeurs : depuis lors, il a été noté souvent. Cet état de ramollissement, sur lequel Ashwell n'avait pas des idées très-nettes, paraît lié, nous l'avons dit, à une exagération momentanée du mouvement nutritif des corps fibreux. Il se passe dans ces corps les mêmes phénomènes qui se montrent dans le tissu de l'utérus. Les fibres musculaires y augmentent de nombre; elles y atteignent de plus grandes dimensions. En même temps, le tissu conjonctif devient aussi plus lâche et plus abondant. Les vaisseaux acquièrent un diamètre plus considérable et poussent peut-être de nouveaux rameaux.

Cet état de développement exagéré et de ramollissement a ses bons et ses mauvais côtés. Il entre sans doute pour une bonne part dans les accidents de suppuration, gangrène..., etc., dont les tumeurs sont parfois le siége après l'accouchement, et que nous étudierons plus loin. D'autre part, il peut, dans quelques cas, permettre un accouchement qui, sans lui, serait resté tout à fait impossible.

4° En même temps que les myomes utérins se développent et se ramollissent au cours de la grossesse, ils deviennent souvent douloureux. Nous avons déjà indiqué avec plusieurs auteurs, et West notamment, les douleurs, quelquefois fort intenses, qu'éprouvent nos malades au moment des règles. On les retrouve plus intenses encore, et simulant une véritable péritonite, au cours de la grossesse, dans des cas où il semble qu'aucun travail inflammatoire ne se soit produit. Nous serions bien embarrassé s'il nous fallait

____

(1) Ashwell. Guy's Hospital Reports, 1836, 1re série, vol. I, p. 300.

donner une explication bien acceptable de cette espèce d'état douloureux que Lambert, dans sa thèse, quali-fie d'*irritation des corps fibreux*. Est-ce dans le péritoine voisin de la tumeur, est-ce dans les filets nerveux que possède la tumeur elle-même, qu'il faut chercher l'origine de ces douleurs? Il nous paraît impossible de trancher la question.

II. — Influence des corps fibreux sur les différents actes de la génération.

Cette influence peut s'exercer sur la fécondation, sur la grossesse, sur l'accouchement et ses suites.

§ 1. — De l'influence des corps fibreux sur la fécondation.

On peut étudier cette action à trois points de vue :

1º La fécondation est-elle rendue plus difficile?

2º La fécondation peut-elle être rendue plus facile dans quelques cas?

3º La fécondation peut-elle donner lieu à une grossesse extra-utérine?

1º *De la stérilité relative des femmes affectées de corps fibreux*. — West est à peu près le seul qui nous fournisse à ce sujet des données précises. Sa petite statistique est des plus instructives ; en voici le résumé. Sur 82 femmes mariées, atteintes de corps fibreux, 20 étaient stériles, 31 n'avaient eu qu'une seule grossesse, 16 n'avaient eu que deux enfants, et 5 autres trois seulement. 10 seulement avaient eu 4 enfants et plus. Ces chiffres sont des plus remarquables. La fécondité des femmes dans la race anglo-saxonne est infiniment plus grande qu'elle ne l'a été dans ce petit groupe de malades.

2° *La fécondation peut-elle être rendue plus facile par un corps fibreux?* — L'hypothèse qu'une tumeur de ce genre, en amenant la dilatation de la cavité utérine, pourrait y faciliter la progression des spermatozoïdes et partant la fécondation, se trouve émise par quelques auteurs. Elle ne paraît pas sérieuse.

3° *Production de grossesse extra-utérine.* — On n'a pu noter jusqu'ici que quatre cas de grossesse extra-utérine coïncidant avec des corps fibreux de la matrice. Ils se trouvent dans les ouvrages suivants :

Thèse de Roth, Strasbourg, 1844 (cas de Stoltz). — *Lancet*, London, 1845, vol. II, p. 450. — *Ibid.*, 1859, vol. I, p. 510. — *Monatschrift für Geb.*, 1863.

Le nombre de femmes qui sont affectées de corps fibreux est immense, on peut le dire, et nous n'avons que 4 cas de grossesse extra-utérine, compliquant ces corps fibreux. Or, la grossesse extra-utérine ne passe jamais inaperçue et les médecins publient très-volontiers les observations qu'ils peuvent recueillir. Il est donc probable que la coïncidence de la grossesse extra-utérine et des corps fibreux est réellement fort rare. Elle n'est peut-être dans ces conditions que l'effet du hasard. Il pourrait bien se faire que la grossesse extra-utérine dépendît d'autres causes que de la présence du myome. Dans le cas de Stolz, par exemple, il y avait, outre un corps fibreux occupant la paroi postérieure de l'utérus, des traces de pelvi-péritonite ancienne. N'était-ce pas à la présence des brides cicatricielles laissées par cette phlegmasie plutôt qu'au corps fibreux lui-même, qu'était dû l'arrêt dans la trompe de l'ovule fécondé ? Nous pouvons laisser de côté ces questions dont l'utilité pratique est à peu près nulle.

§ 2. — Influence des myomes utérins sur la gestation.

Il n'est pas besoin de démontrer actuellement que la grossesse la plus normale est compatible avec la présence de corps fibreux dans l'utérus. Des centaines de faits attestent que, dans la grande majorité des cas, ces grossesses arrivent à bonne fin.

Pourtant, il ne faut pas négliger de montrer la fréquence des avortements chez nos malades ; il ne faut pas oublier non plus de signaler quelques accidents de la grossesse qui sont sous la dépendance des myomes.

1° De l'avortement chez les femmes affectées de corps fibreux de l'utérus. — L'interruption de la grossesse se rencontre avec une extrême fréquence. Dans une foule d'observations on trouve consigné parmi les antécédents des malades ce fait qu'elles ont avorté un certain nombre de fois. West a fait le relevé des cas qu'il a pu trouver. Sur 82 femmes mariées affectées de corps fibreux, il n'avait trouvé, nous l'avons dit, qu 62 femmes fécondes. Or, ces 62 femmes n'ont eu toutes ensemble que 124 enfants et 48 fausses couches. On peut donc presque dire que, dans la race anglo-saxonne, sur laquelle ont porté les recherches de West, une femme mariée atteinte de corps fibreux fait en moyenne, au cours de sa vie, 2 enfants à terme, et une fausse couche (80/100). La fréquence de la fausse couche est ici augmentée, dans la proportion, croyons-nous, de la diminution éprouvée par la fécondité.

Les avortements peuvent se faire à toutes les époques de la grossesse, depuis quelques semaines jusqu'à un moment très-rapproché du terme normal. Des accouchements prématurés à 7 mois et demi, 8 mois, sont aussi assez communs. Il n'y a d'exception pour aucune époque. Nous rechercherons si quelque cause déterminée influe sur le moment où se produit cet accident.

Les causes de ces avortements sont rapportées généralement à deux ordres différents. Tantôt l'avortement est en quelque sorte simple. Il est dans ce cas le résultat d'une gêne apportée au développement de l'utérus, ou le fait d'une sorte d'excitation produite par la tumeur. Mais d'autres fois il peut être causé par les divers états pathologiques dont les tumeurs fibreuses peuvent être le siége au cours de la grossesse. Laissons de côté pour le moment les avortements en quelque sorte accidentels qui rentrent dans ces derniers faits, et revenons aux premiers.

L'avortement se produit ici sans avoir été précédé de troubles locaux et généraux importants. Il se fait de la même façon que l'avortement ordinaire, chez les femmes non affectées de corps fibreux. On est parfois assez heureux pour empêcher qu'il se termine lorsqu'il a commencé à se produire, et on y arrive par les mêmes moyens qui réussissent chez les autres femmes. Enfin, lorsque l'avortement est terminé, les malades ne sont pas dans des conditions sensiblement plus mauvaises que celles où se trouvent placées, après l'avortement, les femmes non affectées de myomes.

Comment agissent ici les myomes de l'utérus ? On a dit que leur action devait être purement mécanique. Peut-être la portion de l'utérus dans laquelle se trouve compris le corps fibreux, ne se développe-t-elle pas aussi vite que les parties voisines d'où résultent des tiraillements en divers points. Peut-être aussi l'utérus dans ce cas ne cède-t-il pas doucement, comme il le fait à l'état normal, au travail d'expansion de l'œuf. Il peut se faire que celui-ci, rencontrant une résistance extérieure assez considérable, se mette dans un état de tension intérieure plus grande qu'à l'ordinaire. Cette tension, exercée sur toute la face interne de l'utérus pourrait bien devenir le point de départ de la contraction productrice de l'avortement. A côté de cette cause toute physique presque, il faut admettre aussi une action d'un autre ordre qui, parfois n'est pas facile à préciser. Ne voit-on pas en effet des corps fibreux très-volumineux et qui semblaient *à priori* devoir mettre un obstacle invincible à l'ampliation de l'utérus, rester sans effet sur la grossesse, tandis que d'autres fois, des tumeurs très-petites provoquent de bonne heure l'avortement ?

Les polypes, et surtout ceux qui se développent dans le col ou à son voisinage, paraissent posséder au plus haut point ce fâcheux privilége. Il est clair qu'ici l'on doit admettre que le polype a joué le rôle d'un corps étranger. Mais plus d'une fois on a vu l'avortement se produire alors même que les tumeurs fibreuses étaient peu volumineuses et qu'elles ne présentaient pas trace de pédiculisation. Il faut bien admettre que l'utérus est excité par elles ; mais le mécanisme de cette excitation n'est pas facile à concevoir.

Dans le plus grand nombre des cas, il faut convenir

que l'avortement peut se faire par la gêne apportée
au développement de l'utérus. Existe-t-il un rapport
entre la fréquence des avortements ou le moment de
leur production, et le siége de la tumeur fibreuse ?
Cette question que se posent presque tous les auteurs
n'a pas été complètement résolue, croyons-nous, par
l'examen des faits.

Am. Forget (1), dans un remarquable mémoire publié en 1846, a avancé en ces termes une opinion qui,
depuis, a été généralement acceptée :

« La théorie, en l'absence de faits matériellement
observés, pourrait établir qu'il existe entre l'époque
où se fera l'avortement et le siége du corps fibreux
sur telle ou telle portion de l'utérus un rapport plus
que vraisemblable. En tenant compte, en effet, du
mode de developpement de la matrice pendant la
grossesse, il est rationnel de prévoir que si ces corps
fibreux occupent le fond de l'organe et toute la zone
supérieure qui se prête d'abord à son ampliation,
l'avortement aura lieu dans les premiers mois de la
grossesse ; et qu'il ne se fera que plus tard, si c'est la
zone inférieure ou la portion de l'utérus voisine de
son col qui rencontre dans la présence de ces corps un
obstacle suffisant pour que la dilatation ne puisse
s'opérer. »

Nous avons voulu soumettre cette idée théorique
au contrôle des faits. Dans ce but, nous avons recherché dans nos lectures les cas où se trouvaient notés,
avec le point précis d'implantation, les avortements
antérieurs. Malheureusement, sur plus de 200 observations (la thèse de Lambert en réunit à elle seule
plus de 150), nous n'avons pu trouver que 12 fois seu-

(1) Am. Forget. Bulletin de thérapeutique, 1846, t. XXX, p. 261.

lement ces données réunies. Voici le relevé que nous avons fait, tout insuffisant qu'il soit.

Sur ces 12 cas, il y avait :

4 tumeurs du fond de l'utérus
4 tumeurs des parois antérieures ou postérieures
2 cas de tumeurs multiples
3 cas de polypes implantés dans la cavité utérine

Or, dans les 4 cas du fond, il y avait :

2 avortements à 3 mois
1   —   4 mois
1   —   5 mois
moyenne de durée de la grossesse, 112 jours.

Dans les 3 cas des parois :

2 avortements à 4 mois
1   —   6 mois
moyenne, 140 jours.

Dans les 2 cas de tumeurs multiples :

1 avortement à 3 mois
1   —   6 mois
moyenne :   135 jours

Dans les 3 cas de polypes :

2 avortements à 4 mois
1   —   7 mois
moyenne : 150 jours

Nous nous empressons de déclarer que ce relevé porte sur un trop petit nombre de faits pour avoir une valeur réelle. Il est à remarquer pourtant que déjà la précocité de l'avortement semble s'accuser ici. L'opinion théorique généralement adoptée semble donc être vraie dans une certaine mesure.

Les suites des avortements qui se produisent chez les femmes affectées de corps fibreux, sont généralement comparables à celles qui se montrent chez les femmes à l'état normal. Assez souvent, pourtant, elles ont été rendues graves par les phénomènes inflammatoires qui se sont montrés après l'avortement dans ces tumeurs. Nous renvoyons pour leur étude à ce que nous dirons plus loin des suites de couches.

2° *Accidents développés dans le cours de la grossesse, sous l'influence de corps fibreux.* — Nous devons en noter deux principalement : l'inflammation des tumeurs fibreuses et les hémorragies provoquées par ces tumeurs.

L'inflammation dss tumeurs fibreuses n'est pas un accident qui appartienne uniquement à la grossesse. On l'a vue, dans un certain nombre de cas, survenir au dehors d'elle. Guyon en cite dans sa thèse (1) trois exemples (Maisonneuve, Huguier, Maslieurat-Lagémard). L'observation d'Huguier transcrite en entier par Guyon est bien intéressante par les difficultés de diagnostic auxquelles elle a donné lieu. Nous avons relevé dans la thèse de Jarjavay (2) un cas analogue dont nous reproduirons à la fin de ce travail, la partie anatomo-pathologique. (Voir page 185.)

Les inflammations des tumeurs fibreuses sont un peu plus communes dans la période de gestation. On n'en possède pourtant pas un très-grand nombre d'observations. Lambert n'en rapporte dans sa thèse que 4 observations empruntées à des auteurs anglais. Il y a ajouté les deux cas bien connus de MM. Boivin et Duger, et d'Huguier ; mais ce dernier rentre dans le cas d'inflammation en dehors de la grossesse.

L'avortement est toujours la première conséquence de cet état pathologique, pourtant la mort a pu arriver par péritonite dans des cas de ce genre, sans que

(1) Page 61.
(2) Page 34.

l'avortement se fût produit. C'est ce qui s'est rencontré par exemple dans une observation rapportée par Mme Boivin et Dugés (1).

La marche de cet accident est simple et assez constante. A une époque variable de sa grossesse, une femme affectée de corps fibreux est prise d'une douleur d'abord fixe et assez bien limitée à un point de l'abdomen. Si cette douleur cède rapidement au repos et à une médication antiphlogistique appropriée, on pourra dire que la maladie n'a pas dépassé cet état que nous avons déjà signalé sous le nom d'excitation des tumeurs fibreuses. Mais ce degré est généralement franchi. La tumeur fibreuse prend ou semble prendre un accroissement rapide ; la douleur s'étend aux parties voisines ; la fièvre s'allume ; le ventre se distend et bientôt tous les phénomènes d'une péritonite aiguë ou même suraiguë se montrent réunis. L'avortement survient alors, précédé ou non d'hémorrhagie ; quelquefois, comme dans un cas cité par Lambert (2) qui l'emprunte à Robert Lee, le praticien qui voit la malade provoque l'avortement dans l'espoir, bien mal fondé, ce nous semble, de diminuer un peu la distension de l'abdomen.

A la suite de l'avortement on a vu dans un certain nombre de cas les malades se remettre ; mais le plus souvent la péritonite déjà commencée suit son cours ; elle se généralise, suppure et conduit la malade à la mort.

A l'autopsie, on trouve toujours les traces d'une péritonite suppurée ou non ; cette péritonite peut s'être développée au voisinage de l'utérus complètement enflammé, réduit par places en bouillie avec les

(1) Traité des maladies de l'utérus, t. I, p. 320.
(2) Lambert. Loc. cit., p. 69.

corps fibreux qu'il contient : elle peut aussi avoir été amenée par des perforations de la paroi utérine con-duisant directement dans des foyers purulents plus ou moins vastes. Dans toutes les observations de ce genre on voit, en effet, que les lésions principales sié-gent moins au sein des corps fibreux utérins, qu'au-tour d'eux. Les tumeurs fibreuses, dans ce cas, sont toujours plus ou moins ramollies d'une couleur rouge foncé qui fait dire aux observateurs qu'elles ont été le siége d'une congestion sanguine et d'un travail in-flammatoire. (Obs. de Dance citée par Jarjavay.)

Les lésions anatomiques du côté des tumeurs peu-vent être portées plus loin. Elles sont souvent en-vahies elles-mêmes par la suppuration. Mais dans ce cas la masse fibreuse semble décomposée en un nom-bre plus petit de corps, séparés les uns des autres par des espaces plus ou moins considérables remplis de pus ou d'une bouillie putride et communiquant les unes avec les autres. (Obs. d'Huguier) (1). Enfin, au sein des masses elles-mêmes, on a vu quelquefois de petits foyers de suppuration. Mais c'est au pourtour des tumeurs fibreuses que ces lésions se prononcent. Elles sont toujours plus ou moins isolées de la paroi utérine au sein de laquelle elles sont développées.

Presque jamais pourtant cet isolement n'est com-plet. Sur une surface plus ou moins large, la tumeur est en continuité avec l'utérus ; quelquefois cette union se fait par plusieurs points sous la forme de pédicules multiples. La tumeur se trouve ainsi sus-pendue par un ou plusieurs points dans une cavité, souvent assez considérable, formée dans la zone lâche (séreuse, kystique parfois), qui marque la sépa-

(1) Nous devons dire que dans ce cas, l'inflammation était survenue en dehors de la grossesse.

ration entre le tissu normal et le tissu morbide. Cette cavité est pleine de pus, de sang, de détritus de fibres musculaires, et communique avec les lacunes purulentes qui séparent les masses secondaires. Elle présente des parois d'épaisseur fort variable, qui peuvent s'amincir et se perforer, soit du côté de la cavité utérine, soit, ce qui semble être le plus fréquent, du côté de la cavité péritonéale. Les cas de Loir, de Pinault et les autres faits heureux d'élimination d'un corps fibreux à travers la paroi abdominale, se sont sans doute produit par la formation d'une poche analogue qui se sera ouverte à sa partie antérieure après avoir été unie aux parties voisines par de solides adhérences.

Les corps fibreux, dans l'état d'isolement plus ou moins complet dont nous avons parlé, perdent toutes les connexions vasculaires qui les faisaient vivre. Ils se gangrènent rapidement et de ce fait les produits inflammatoires contenus dans la poche purulente prennent un caractère de septicité bien plus marqué.

Les hémorragies qui surviennent chez les femmes enceintes affectées de corps fibreux, ne sont pas toutes sous la dépendance de ces tumeurs ; mais nous n'avons pas à nous occuper de celles qui reconnaissent une autre cause. Les tumeurs du corps de l'utérus, ce fait a été parfaitement mis en lumière par Lambert, se taisent pendant la grossesse, tandis que celles du col, mais les polypes seulement, se font souvent reconnaître à ce moment. On connaît à peine deux ou trois exemples d'hémorrhagies produites par des tumeurs soit interstitielles soit même pédiculées dans la cavité du corps de l'utérus. On a vu au contraire assez souvent des polypes contenus dans cette cavité y séjourner sans accidents d'aucune sorte pendant toute la durée de la gestation, et ne se révèler qu'après l'accouchement.

Il en est tout autrement pour les polypes du col. Ici l'hémorrhagie est presque la règle, et on peut avoir de ce fait, l'attention attirée sur un polype dont on n'avait pas encore soupçonné l'existence.

Le diagnostic de la grossesse, dans ce dernier cas, a pu quelquefois être rendu douteux par l'hémorrhagie même. Les pertes de sang sont irrégulières, parfois modérées, d'autres fois assez considérables pour donner lieu par leur répétition à une anémie inquiétante. Dans ces conditions, le chirurgien pourra se trouver embarrassé de plusieurs manières. Tout d'abord, il aura parfois quelque peine à savoir si la malade dont il s'occupe est enceinte ou non; mais dans d'autres cas, il méconnaîtra, pour ainsi dire d'emblée, une grossesse à laquelle il n'aura même pas songé. Lorsque les signes de la grossesse auront attiré son attention, qu'il aura reconnue ou du moins soupçonnée, il lui sera encore difficile de prendre un parti. En effet, si d'une part l'hémorrhagie peut être assez sérieuse, d'une autre, l'intervention peut amener l'avortement, et un avortement qui risque d'être particulièrement grave, ainsi que quelques faits en témoignent. Il est clair qu'il y a ici à tenir compte de l'importance du symptôme hémorrhagie. Si la perte de sang, malgré les soins médicaux qu'on aurait donnés : injections astringentes, repos, élévation du bassin, etc., était telle, que la vie du malade se trouvât menacée, il faudrait, quoi qu'il pût advenir, pratiquer l'ablation du polype.

On connaît des cas, et Lambert en cite plusieurs, dans lesquels la torsion du pédicule, son excision ou sa ligature, n'ont amené aucun trouble dans la gestation. Les faits que nous possédons ne sont pas assez nombreux pour que de leur examen comparatif puissent ressortir des règles applicables au choix d'une méthode opératoire, pour ce cas particulier. On peut, *a priori*, penser qu'ici plus que dans aucune autre circonstance, l'hémorrhagie après l'excision serait possible. Mais d'autre part, la ligature laisse subsister bien longtemps une sorte d'excitant de l'avortement, et la torsion toujours dangereuse peut, dans le cas actuel plus que dans tout autre, produire des désordres fâcheux dans l'utérus. C'est ici que sans doute l'emploi d'un moyen, dont nous aurons à parler plus tard, de l'anse galvano-caustique, serait capable de donner des résultats avantageux ; mais ce n'est pas là, il faut l'avouer, un moyen à la portée de tout le monde.

Que l'avortement vienne à se produire, ou non, mais surtout dans ce dernier cas, le médecin devra, cela va de soi, imposer à la malade un traitement approprié, rigoureux. Il évitera le plus souvent, de la sorte, le développement des graves accidents qui pourraient, faute de soins, suivre une intervention d'ailleurs justifiable.

§. 3. — Influence des tumeurs fibreuses sur l'accouchement.

Dans le plus grand nombre des cas, sans aucune comparaison, les femmes affectées de myomes utérins arrivent sans accident notable au terme normal de la grossesse. Que survient-il au moment de l'accouchement ? La chose doit être examinée à deux points de vue distincts : 1° au point de vue de la mère : 2° au point de vue de l'enfant.

1° *De l'accouchement au point de vue de la mère.* — On a noté dans les cas de tumeurs fibreuses, une fréquence relative des présentations de l'épaule. C'est là assurément une fâcheuse condition pour la mère autant presque que pour l'enfant. Les présentations de l'extrémité pelvienne sont assez fréquentes aussi ; mais on pense que si elles sont fâcheuses jusqu'à un certain point pour le fœtus, elles sont plutôt favorables à la mère, le bassin du fœtus pouvant agir dans le bassin maternel à la façon d'un coin, tendrait à effacer et à relever graduellement, mieux que ne pourrait le faire la tête, les obstacles qu'il rencontrerait sur sa route.

Le plus souvent la présentation est normale, et l'accouchement se fait dans les conditions ordinaires. Quelles sont, en effet, les causes qui peuvent mettre empêchement à l'expulsion du fœtus ? Elles peuvent être de deux ordres, le bassin étant d'ailleurs supposé normal : ou bien la puissance expultrice fait défaut, ou bien quelque obstacle vient barrer la route au fœtus. Le plus souvent aucune de ces causes n'est assez prononcée pour mettre un obstacle sérieux à l'accouchement.

Les tumeurs fibreuses ont été accusées quelquefois de produire la paralysie de l'utérus ; mais aucun fait ne le démontre. Parfois il est vrai on a noté l'inertie utérine. Seulement c'était à la suite de contractions inutiles et longtemps répétées, de spasme utérin provoqué par la présence d'un obstacle véritable au passage du fœtus.

La réalité de ces obstacles ne peut être mise en doute ; un certain nombre de cas, malheureusement, ont présenté une impossibilité absolue à l'accouchement. Disons tout de suite que ces cas sont en-

core assez rares, et que souvent on voit se terminer
de la façon la plus naturelle des accouchements qui
de prime abord auraient paru tout à fait impossibles.
Il faut évidemment tenir grand compte ici du siége de
la tumeur. Les corps fibreux qui se sont développés
dans les parois antérieure et postérieure de l'utérus,
même très-près du col, ont généralement de la tendance à s'élever au-dessus du détroit supérieur et à
laisser libre le canal pelvien. Ce sont les tumeurs du
col, ou celles qui touchent à cet organe, qui forment
les obstacles les plus sérieux à l'accouchement. Mais
l'expérience a fait voir que même dans des cas où le
petit bassin semblait absolument rempli de tumeurs
dures et immobiles, le fœtus pouvait se frayer une
route à travers tous ces obstacles. Plusieurs causes
favorisent l'accouchement dans les cas où existent des
myomes utérins.

Le relèvement des tumeurs fibreuses joue un grand
rôle et qui a souvent été signalé. On les voit en effet
quelquefois, en plein travail, au dernier moment,
alors que l'on renonçait presque à les voir subir aucune modification, se relever peu à peu sous l'influence combinée de la tête de l'enfant et de la contraction utérine qui la pousse, glisser peu à peu le
long du sacrum, et gagner en totalité ou en partie la
cavité abdominale.

Les modifications intimes subies par les myomes
au cours de la grossesse, et qui ont pu aller jusqu'à
produire un véritable ramollissement, se prononcent
quelquefois de la façon la plus heureuse au moment
de l'accouchement, et permettent ainsi l'issue d'un
fœtus qui sans elles resterait fatalement retenu dans
la cavité utérine.

Nous ne rapporterons pas ici les nombreux exemples qui démontrent l'importance de ces deux ordres de faits. Nous renvoyons aux observations si remarquables et si souvent citées du professeur Depaul, de Guéniot (1), d'Homolle (*Gazette des Hôpitaux*, 1868 et 1869), et aux cas empruntés à divers auteurs anglais, que contient la thèse de Lambert.

Dans quelques cas un myome utérin, soit qu'il fût primitivement pédiculé, soit qu'il eût seulement complété sous l'influence des contractions utérines une pédiculisation commencée, s'échappe non plus au-dessus du détroit supérieur, mais au-dessous du détroit inférieur. Le chemin que le fœtus doit suivre, se trouve alors complètement débarrassé, ou bien une opération qui s'impose, la section du pédicule, ouvre la route encore obstruée.

Mais il reste enfin les cas où une tumeur sessile du col, ou de la partie tout à fait inférieure du corps de l'utérus, met un obstacle décisif à l'accouchement. Quelle est la nature de l'intervention à choisir dans ces cas où l'on ne peut espérer que l'expulsion du fœtus se fasse par les moyens naturels ? On s'est proposé trois choses :

Diminuer le volume du fœtus ;

Supprimer l'obstacle en l'excisant ;

Enfin à défaut de ces deux moyens, créer une voie artificielle au fœtus par l'opération césarienne.

La diminution du fœtus qui s'obtient par la céphalotripsie a été cherchée quelquefois. On peut évidemment tenter cette opération, lorsque après un examen sérieux, on a acquis la conviction qu'elle pourra per-

---

(1) Parmi les nombreux mémoires de M. Guéniot, sur les tumeurs fibreuses, celui-ci surtout doit être cité : Guéniot des tumeurs fibreuses, pendant la grossesse et l'accouchement, Gaz. des hôpitaux, 12 avril 1864.

mettre à l'accouchement de se faire. Mais ce moyen est resté plus d'une fois insuffisant.

L'énucléation de la tumeur au moment de l'accouchement a été pratiqué avec succès deux fois, à notre connaissance. Le premier de ces faits a été rapporté par Danyau, en 1851, à l'Académie de Médecine. Dubois déclara que le fait était unique. Il s'agissait d'une malade qui, arrivée à 7 mois 1/2 de sa grossesse, venait de perdre les eaux, lorsque Danyau la vit. Une tumeur volumineuse occupait tout le vagin, ainsi que la paroi de la lèvre postérieure du col. Elle remplissait toute la concavité du sacrum. Elle était sans doute récente, car la malade ignorait son existence. Danyau estimant qu'il ne pouvait choisir qu'entre l'opération césarienne et l'énucléation, choisit ce dernier moyen. Il fit une incision sur le tissu utérin, suivant l'axe de la tumeur ; puis introduisant les doigts entre les lèvres de l'incision, il énucléa la tumeur. Une fois séparée de ses adhérences, celle-ci dut être encore morcelée à cause de l'étroitesse de l'ouverture vaginale. La malade guérit.

Nous avons trouvé le second fait dans le *British Medical journal* du 30 juillet 1870. Il est encore plus favorable. En voici le résumé : Le Dr Braxton Hicks présente à la Société obstétricale de Londres une tumeur fibreuse volumineuse qu'il a enlevée par énucléation de la paroi antérieure du col utérin. La malade était une multipare ; elle était en travail depuis 12 heures, quand il fut appelé. L'utérus était contracté spasmodiquement sur le fœtus. La tête de l'enfant, située à la hauteur du détroit supérieur, pressait contre une tumeur résistante qui occupait tout le haut du vagin, et ne permettait pas d'arriver jusqu'à la tête. Aucun des moyens ordinaires ne permettait d'accomplir la délivrance. Une petite incision fut alors pratiquée sur la tumeur, et cette ouverture se distendant, la tumeur s'énucléa sans hémorrhagie. L'enfant a vécu et la mère ne s'est ressentie de rien.

Ainsi, une simple incision, et fort petite, a suffi ici. La tumeur s'est énucléée toute seule. Il serait à souhaiter que des observations de ce genre fussent moins rares. Il est probable que de semblables tentatives ont dû être répétées sans être couronnées du même succès. Il semble néanmoins que le chirurgien, placé en face d'une malade, dans une situation aussi grave, soit toujours autorisé, peut-être toujours obligé d'essayer d'un moyen qui, en somme, n'est pas infiniment périlleux avant d'en venir à ce terrible expédient, l'opération césarienne.

Nous ne dirons rien de ce dernier moyen. On sait parfaitement ce qu'on peut en attendre, et l'influence qu'exercent sur ses résultats certaines conditions, celles des lieux, surtout. On possède un certain nombre de guérisons obtenues après l'opération césarienne pratiquée pour des tumeurs fibreuses de l'excavation ; mais on en connaît un bien plus grand nombre, nous n'avons pas besoin de le dire, où la mort a suivi cette opération.

Si rien n'a été tenté, ou si l'énucléation n'a pu être menée à bonne fin, la mort se produit fatalement au bout d'un temps qui varie dans les observations, de 4 à 14 jours. On dit que l'on a vu quelquefois se produire dans ces circonstances des ruptures de l'utérus ; mais il n'existe aucune observation bien complète, et démontrant absolument ce genre de lésion.

Un certain nombre d'accidents peuvent se rencontrer immédiatement après l'accouchement, ou marquer la période qui comprend ce qu'on appelle les suites de couche. Nous en mentionnerons brièvement quelques-uns, renvoyant pour le détail aux traités spéciaux.

L'inversion de l'utérus, a été observée un assez grand nombre de fois. Elle est le plus souvent ici, produite par une tumeur du fond de l'organe. Elle peut, mais moins souvent que l'inversion spontanée des polypes, se réduire spontanément. Le premier soin du médecin doit être ici, comme pour les cas où elle existe en dehors des tumeurs fibreuses, d'opérer cette réduction. Lorsque le chirurgien a été appelé trop tard, que l'inversion persiste, il y a lieu d'appliquer à cette affection, les données que nous possédons sur les inversions en général. Le pronostic est ici des plus graves. Peut-on le modifier heureusement si l'on pratique l'énucléation des tumeurs ; c'est ce que nous ne pouvons dire.

La rétention du placenta a été observée aussi assez souvent, on a dû aller l'arracher du fond de l'utérus sur lequel il était implanté Plus d'une fois dans ce cas, le chirurgien rencontrant sous sa main, en même temps que le placenta, une tumeur plus ou moins volumineuse, a cédé à la tentation d'arracher aussi celle-là. De là des énucléations quelquefois suivies de succès, mais le plus souvent malheureuses, presque toujours injustifiables.

Les hémorrhagies, après comme pendant l'accouchement, ont été notées. Parfois elles avaient une intensité telle, qu'elles entraînaient la mort de la malade, ou mettaient longtemps sa vie en péril. L'inertie de l'utérus, la vascularisation de l'organe plus grande encore qu'à l'ordinaire, le retrait plus difficile des parois hypertrophiées ont été mises en cause ici.

Nous avons déjà signalé l'inflammation des corps fibreux et la péritonite qui peut lui succéder. Les suites de couches, de ce fait, acquièrent une certaine gravité chez les femmes qui portent de ces tumeurs. Mais il ne faut pas oublier que l'immense majorité de ces femmes accouche facilement et a des suites de couches naturelles. Il faut donc savoir que ces accidents sont possibles ; il faut les prévoir afin de pouvoir les combattre à temps ; mais il est inutile de s'exagérer leur fréquence.

2° *De l'accouchement au point de vue de l'enfant*. — Les courtes indications qui précédent suffisent à montrer les dangers que peut courir ici le fœtus. Dans les cas extrêmes, heureusement fort rares, il est exposé à périr naturellement avec la mère. D'autres fois le chirurgien est obligé de le sacrifier pour sauver celle-ci. Enfin alors même que l'accouchement se fait d'une façon naturelle, il court encore plus d'un risque. La présentation de l'épaule, celle de l'extrémité inférieure, la procidence du cordon ont été observées avec une certaine fréquence relative. Ce sont là, avec la lenteur habituelle du travail, des circonstances fâcheuses pour le fœtus. L'intervention d'un accoucheur instruit et avisé peut être ici utile. Mais celui-ci aura déjà bien accompli sa tâche, quand il sera parvenu dans des cas réellement graves, à mener à bonne fin n'importe comment l'expulsion du fœtus. La portion du canal pelvien qui reste perméable, est parfois si étroite, que le fœtus sort de là, comme s'il avait été étiré et aplati au laminoir. C'est ce que constatait Mme Lachapelle, dans un fait bien connu. Lambert cite, d'après Lewer (observat. XXXII), un fait analogue : « Les extrémités inférieures très-déformées, semblaient avoir été moulées autour d'un corps arrondi. »

Nous avons recueilli dans *British Journal of med. sciences* du 3 juin 1871, un cas analogue rapporté par D' Henry Yeld. Il s'agit d'une femme en travail depuis plusieurs jours, ayant perdu les eaux, et chez laquelle l'utérus excité d'ailleurs par une administration malheureuse de l'ergot appliquait fortement le corps du fœtus sur une tumeur fibreuse intra-utérine. Il existait avec une procidence du cordon, une présentation du pied gauche ; mais ce pied fut trouvé sphacelé par l'accoucheur au moment de son arrivée.

Il faut que nous redisions en terminant que, dans le plus grand nombre des cas, par suite de leur moindre développement et de leur siége, les tumeurs fibreuses nuisent aussi peu aux enfants qu'aux mères. Il est probable que le plus souvent même, l'existence des tumeurs reste inaperçue.

DIAGNOSTIC.

En étudiant les phénomènes qui caractérisent la première période ou période de début des corps fibreux, nous avons établi implicitement les moyens de les reconnaître à cette époque de leur évolution.

Toutes les fois donc que l'on verra une femme, jeune encore, n'ayant jamais été atteinte antérieurement d'une affection utérine, présenter des hémorrhagies répétées affectant la marche que nous leur avons attribuée, lorsqu'en même temps elle éprouvera des phénomènes subjectifs douloureux et hystériformes, qu'enfin elle accusera des envies d'uriner plus fréquentes, des besoins illusoires d'aller à la garde-robe, ou bien, au contraire, de la rétention d'urine et une constipation opiniâtre, on devra soupçonner la présence d'un hystérome ; mais l'examen permettra seul de porter un diagnostic certain.

Lorsque la tumeur fibreuse a dépassé la période du début, le diagnostic présente des différences considérables, suivant qu'il s'agit d'un polype plus ou moins saillant dans la cavité vaginale ou d'une tumeur qui fait corps avec l'utérus, quelle que soit d'ailleurs l'espèce à laquelle elle appartienne.

Les polypes fibreux de l'utérus, saillants dans la cavité vaginale, peuvent donner lieu surtout à deux erreurs : on a pu prendre pour un polype fibreux l'utérus lui-même, en inversion ou non, ou une portion de cet organe, et, d'autre part, on a pu méconnaître l'existence d'un corps fibreux bien réel, mais qui présentait les apparences de l'utérus.

Le prolapsus de l'utérus, qu'il soit simple, ou bien qu'il résulte de l'hypertrophie de la portion sus-vaginale du col, présente une saillie qui à première vue pourrait faire penser à un polype saillant hors de la cavité utérine. Le diagnostic consiste ici tout entier, dans la détermination exacte des rapports du col utérin. Dans le prolapsus utérin, le doigt porté dans la cavité du vagin constate la continuité parfaite de la paroi qui revêt à la fois et la portion du vagin qui subsiste encore et la tumeur saillante. L'examen de cette tumeur montre à son centre un orifice, par lequel se fait l'issue du sang des règles. La sonde qui permet d'apprécier la déviation de l'urèthre et la cystocèle qui accompagne toujours le prolapsus. Quand ce prolapsus est simple, la matrice pourra être distinguée parfois au toucher à travers les parois vaginales qui la recouvrent. On reconnaîtra toujours, du moins, une partie dure, l'utérus, en avant et en arrière de laquelle se montrent des parties plus molles, la vessie et l'intestin. Dans ce cas, ainsi que Malgaigne l'a recommandé, on pourra avec le doigt porté dans le rectum aller toucher une sonde, préalablement introduite dans la vessie. Ces derniers signes ne se rencontrent pas dans l'hypertrophie de la portion sus-vaginale du col ; mais les premiers suffisent amplement pour faire le diagnostic. Rappelons que l'hypertrophie de la portion sus-vaginale du col et surtout le prolapsus simple ne comportent pas les hémorrhagies qui sont le symptôme prédominant des polypes. Disons aussi que tandis que les polypes sont à une petite distance de leur point d'implatation tout à fait insensibles, la paroi vaginale qui revêt l'utérus à l'état d'abaissement, conserve toujours au contraire une impressionnabilité assez vive.

L'utérus à l'état de renversement a été, comme on sait, pris souvent pour un polype utérin, erreur bien grave, puisqu'elle conduit à une thérapeutique désastreuse. L'inversion peut être simple ou compliquée de corps fibreux, sans que rien d'important soit changé dans sa physionomie ; elle peut atteindre plusieurs degrés. Très-prononcée, elle donne lieu à une volumineuse tumeur, formée par l'utérus retourné comme un doigt de gant. Cette tumeur pend dans le vagin ou même hors du vagin ; elle présente toutes les apparences d'un gros polype rattaché à l'utérus par un pédicule assez volumineux. C'est sur ce pédicule que le chirurgien, prévenu de la possibilité d'une erreur, doit avant tout concentrer son attention. Si le renversement était absolument complet, le col serait déplissé comme le reste de l'organe, et le doigt qui explorerait la surface du prétendu polype passerait, sans sentir aucune ligne de démarcation, de cette surface à celle du vagin. Mais le renversement poussé à ce degré est tout ce qu'il y a de plus rare (Aran). D'ordinaire, une portion du col subsiste, et l'utérus, resserré au niveau de cette portion, se rétrécit de manière à figurer le pédicule d'un véritable polype. Il faut suivre cette apparence de pédicule avec le doigt ou la sonde utérine, l'accompagner dans l'ouverture du col, et voir ce qu'il devient au-dessus. Dans le cas de renversement de l'utérus, on constate qu'à une assez petite distance, la surface de ce prétendu pédicule se continue directement avec la surface interne du canal utérin, de telle sorte qu'à l'union de ces deux parties existe une rigole circulaire et régulière. Cette recherche sera malheureusement parfois un peu difficile à faire.

Aux notions fournies par l'étude du pédicule, il faut joindre celles que l'on obtient en cherchant à déterminer la position occupée par le fond de l'utérus dans le bassin. Le palper abdominal, le toucher rectal, et surtout celui-ci combiné avec le cathétérisme vésical, permettront d'apprécier jusqu'à un certain point si l'utérus est à sa place. Ici, il faut prendre garde de s'en laisser imposer par une latéro-version qui déterminerait, entre la face postérieure de la vessie et le rectum, une apparence de vacuité.

Enfin il faut noter les caractères de la tumeur elle-même ; elle est plus sensible à la pression lorsqu'il s'agit de l'utérus lui-même. Elle fournit, lors des époques menstruelles, des hémorrhagies régulières à sa surface ; mais ces caractères n'ont rien de bien net, et des polypes fibreux peuvent, dans bien des cas, les présenter au même degré. Ce qui appartient en propre à l'utérus inversé, c'est la présence d'un double orifice des trompes, qui a pu être vérifiée quelquefois ; mais ces orifices sont bien petits : on ne les découvrira que dans des cas très-exceptionnels.

Si l'on avait toujours affaire à des cas simples, à

des renversements bien prononcés, l'application des données précédentes suffirait amplement à établir le diagnostic; mais lorsque la présence d'une tumeur fibreuse vient compliquer le renversement, lorsque celui-ci est incomplet, que le fond apparaît seulement un peu à travers le col entr'ouvert, il sera plus difficile d'atteindre le but. L'utérus, tout inversé qu'il est, peut alors proéminer dans le petit bassin, autant et plus qu'à l'état normal, et la sonde vésicale est loin de fournir facilement de bons renseignements. Il faut alors multiplier les investigations du côté de la cavité utérine; dans l'incertitude, diagnostiquer de préférence l'état le plus grave, et savoir attendre.

Une erreur de diagnostic des plus curieuses, et tout à fait inverse des précédentes, consiste à prendre une tumeur fibreuse saillant hors de la cavité utérine pour l'utérus lui-même. Celle-ci, du moins, ne fait pas courir de graves dangers aux malades. Cette erreur a été causée par l'existence de ces cavités creusées parfois au centre des corps fibreux, et dont nous avons eu occasion de parler. Ces cas sont, en somme, rares : ceux que l'on connaît se trouvent réunis dans la thèse de Guyon (p. 80); il est inutile de s'étendre sur eux. Pourvu que l'on songe à la possibilité d'une erreur, le diagnostic s'établira sans peine d'après la position du col, généralement facile à établir; d'après celle de la vessie, qui n'a subi aucune modification, etc.

Les polypes fibreux encore contenus dans l'utérus ou faisant corps avec lui, c'est-à-dire les corps sous-muqueux, pédiculés ou non, et un certain nombre de corps interstitiels, peuvent devenir la cause d'erreurs particulières. On pourrait confondre avec eux le cancer de la matrice, une grossesse commençante, une

môle hydatique. Nous ne parlerons pas de l'hydromé-
trie, de la physométrie, de l'hématométrie, qui ne
peuvent guère arrêter un observateur.

Un variété de cancer, heureusement fort rare, nous
voulons parler de celui qui débute par le corps de la
matrice, peut donner lieu à des hémorrhagies utérines
embarrassantes. parce qu'elles se répètent pendant
longtemps avant que des phénomènes caractéristiques
se soient montrés. Un fait important sert ici au diagnostic : l'écoulement séreux qui, dans le cas de cancer, se fait dans l'intervalle des pertes sanguines. Cet
écoulement, qui, dès le début, ne manque guère, présentera de bonne heure des caractères que l'on connaît
bien et qui appartiennent aussi à celui que produit le
cancer du col. L'odeur infecte tout à fait *sui generis*
de cet écoulement est en rapport avec l'état de gangrène moléculaire qui existe à la surface de l'ulcération cancéreuse et avec le séjour des produits désagré-
gés au sein de cavités plus ou moins en contact avec
l'air extérieur. Des gaz putrides se dégagent ici sous
la pression du doigt (Nélaton). On a dit que cet écoulement de liquides fétides lui-même pouvait prêter
matière à des erreurs d'interprétation entraînant erreur de diagnostic. Ainsi, la leucorrhée qui accompagne les polypes fibreux pourrait, chez des personnes
malpropres, acquérir une grande puanteur. Mais il
s'agit, dans ce cas, d'une odeur aigre en rapport avec
la fermentation acide subie par ces liquides, et non de
la puanteur *sui generis* dont nous avons parlé. Un polype fibreux, gangrené dans la cavité utérine, produit
des écoulements dont l'odeur se rapproche beaucoup,
il est vrai, de cette dernière ; mais, dans ce cas, la
marche de la maladie avant le développement de cet
accident et l'apparition d'une septicémie mettront sur

la voie du diagnostic. L'exploration de la cavité utérine au moyen de la sonde permettra de reconnaître l'augmentation de cette cavité, qui se rencontre dans le seul cas de tumeur fibreuse. Pourtant il ne faut pas oublier que parfois la destruction ulcéreuse d'une partie de la paroi utérine peut, dans le cas de cancer de la matrice, déterminer un certain élargissement de la cavité de cet organe.

Le cancer du col utérin ne peut guère offrir de difficultés sérieuses ; il peut y avoir des doutes tout au plus pour une petite tumeur à peine saillante et bien dure, qui occuperait l'une des lèvres du col. Dans des cas de ce genre, on a pu se demander s'il n'existait pas là, au lieu d'un petit myome, une induration cancéreuse ; mais, si le doute peut exister un moment, il ne dure pas longtemps d'ordinaire. Cette petite saillie, qui est dure et parfaitement lisse à sa surface dans le cas de myome, se ramollit bientôt et s'ulcère dans le cancer. Il suffit de suivre les malades un temps bien court pour pouvoir faire le diagnostic en toute sécurité. Lorsqu'il forme des saillies végétantes dans le vagin, le cancer du col ne semble plus guère capable d'induire en erreur.

La grossesse à son début a pu faire croire quelquefois à l'existence d'un corps fibreux, et réciproquement l'augmentation de volume causée par le développement d'une tumeur de ce genre a pu être rapportée à une grossesse. Cette dernière erreur n'a pas une très-grande importance ; elle ne nuit pas immédiatement aux malades, et l'on a le temps de rectifier son diagnostic. La première est beaucoup plus grave, et nous sommes malheureusement trop certain qu'elle a été commise bien des fois. La possibilité d'y retomber encore doit rendre le chirurgien circonspect dans l'emploi de la sonde utérine ; l'emploi de cet instrument explorateur a déjà trop souvent causé l'avortement. Nous n'insisterons pas sur les signes sensibles de la grossesse, lesquels permettent d'affirmer son existence. Les signes rationnels sont quelquefois simulés par des tumeurs fibreuses ; mais il ne faut pas se hâter de rapporter à une tumeur fibreuse ceux qui appartiennent à une bonne et légitime grossesse. Il est des cas où, malgré tout, le chirurgien ou l'accoucheur le plus expérimenté se trouverait dans un grand embarras, s'il devait prendre un parti immédiat. Heureusement l'expectation est toujours possible ici, et le temps vient bientôt lever tous les doutes.

Il existe un état pathologique qui a toujours été confondu avec un polype intra-utérin : c'est celui dans lequel une môle hydatique occupe la cavité utérine. Polaillon (1) a pu dire récemment avec justesse qu'on ne trouvait pour ainsi dire pas dans la science un seul fait de môle hydatique qui n'eût été pris pour un myome utérin. Cette erreur, si difficile à éviter, ne pourra du moins, elle non plus, devenir le point de départ d'une action thérapeutique fâcheuse. Espérons qu'on ne verra pas la gastrotomie quelque jour dirigée, par un opérateur aveugle, contre une de ces productions.

Les tumeurs péri-utérines (interstitielles et sous-péritonéales) peuvent être confondues surtout avec 1° des tumeurs du bassin, 2° des tumeurs des ligaments larges et des ovaires, 3° l'hématocèle rétro-utérine.

Nous ne ferons que signaler les exostoses du bassin

1) Soc. de chirurgie, séance du 14 avril 1875.

et les tumeurs fibreuses de la fosse iliaque. On ne peut pas donner ici des préceptes généraux pour l'établissement du diagnostic différentiel. Un examen attentif des tumeurs permettra de trouver, généralement sans trop de peine, leur point d'implantation véritable. Les tumeurs de l'ovaire sont de beaucoup celles qui sont les plus faciles à confondre avec les tumeurs fibreuses de l'utérus. Lorsqu'il s'agit d'une tumeur de moyen volume, interstitielle ou sous-péritonéale, la distinction est généralement aisée. Le toucher vaginal, combiné au palper abdominal, montre que les mouvements de l'utérus se communiquent directement à la production fibreuse et réciproquement. Mais nous avons déjà eu l'occasion de dire comment, dans les grosses tumeurs, ce signe pouvait être trompeur. En fait, il est souvent impossible, pour ces très-grosses tumeurs qui distendent tout l'abdomen, d'arriver au lieu d'origine de la tumeur. Caternault, sous la forme d'un long tableau, a fait dans sa thèse l'examen comparatif des caractères des corps fibreux et des kystes multiloculaires de l'ovaire, les plus fréquents et les plus faciles à confondre; il a noté successivement : les règles, les écoulements anormaux de liquides, les divers caractères de la tumeur, les caractères du col utérin, l'état de la miction et de la défécation, les bruits perçus au niveau de la tumeur, sa marche, les résultats de la ponction, l'âge de la malade, les données du cathétérisme utérin. Si l'on songe qu'il n'est pas une de ces données qui ne puisse être toute pareille dans les kystes de l'ovaire et dans les corps fibreux, on comprendra la possibilité des erreurs qui ont éte si souvent commises. Quand nous disons que ces erreurs sont fréquentes, c'est relativement au nombre des cas observés, car, en réalité, les

tumeurs de ce genre sont rares. Beaucoup de chirurgiens avouaient récemment encore ne pas savoir les
distinguer, pendant la vie, des tumeurs ovariennes,
infiniment plus fréquentes. La plupart des opérateurs
qui pratiquent la gastrotomie n'ont d'abord fait usage
de cette opération que dans le cas où ils avaient com-
mis des erreurs de diagnostic de ce genre. Maintenant
ils se sont enhardis davantage.

Nous nous bornerons à rappeler que l'hématocèle
péri-utérine a été souvent confondue avec des corps
fibreux. La plupart des cas de disparition rapide de
ces tumeurs sont considérés comme des faits d'hématocèle méconnue. Les commémoratifs et les signes
propres à l'hématocèle pourront, dans bien des cas,
éclairer le diagnostic; mais plus d'un chirurgien, en
présence de cas pareils, a dû rester, au moins pour un
temps, dans l'incertitude.

PRONOSTIC.

Nous ne nous arrêterons pas longtemps sur ce point
qui peut être déduit en partie de tout ce qui précède.
Les myomes utérins sont des tumeurs de bonne nature, comme on dit en clinique ; elles n'envahissent
pas l'économie, et n'exercent en aucune façon cette
influence délétère que d'autres productions morbides
font sentir sur tout l'organisme. Leur seule gravité
tient à ce qu'elles peuvent provoquer quelques symptômes dangereux.

Le plus grave de tous et le plus fréquent est sans
contredit l'hémorrhagie que nous avons décrite. On
voit des malades jetées par elle dans l'anémie la plus
profonde. Nous avons dit que ce symptôme apparte-
nait surtout aux polypes et aux tumeurs sous-mu-

queuses. Pourtant, des myomes interstitiels le provoquent souvent, et malheureusement on ne possède pas le moyen de faire disparaître ces dernières, presque sans péril, comme on fait des polypes.

Selon le Dr West, le danger des hémorrhagies ne serait pourtant pas aussi grand qu'on serait porté à le croire, puisque sur 40 femmes observées par lui pendant une longue suite d'années, il n'aurait vu la mort se produire du fait de l'hémorrhagie qu'une seule fois. Il faut considérer comme une aggravation de pronostic l'état d'affaissement continuel dans lequel se trouvent les femmes et qui les prédisposent à tant de maladies intercurrentes. Les dangers de l'hémorrhagie sont évidemment d'autant moins à redouter qu'il s'agit de femmes plus rapprochées de la ménopause, puisque l'on voit le plus souvent à cette époque disparaître plus ou moins complètement ce fâcheux symptôme.

Il est inutile de revenir sur les périls que les corps fibreux peuvent faire courir aux femmes pendant leur grossesse, ni sur ceux qui résultent de certaines complications, en somme fort rares.

Le grand volume que les hystéromes peuvent prendre devient dans certains cas une source de graves dangers. L'attention a été attirée sur ce fait, dans ces dernières années surtout, et principalement par les chirurgiens disposés à pratiquer la gastrotomie. Il est vrai, malheureusement, que dans un certain nombre de cas, plus fréquents peut-être qu'on ne croyait, les hystéromes sont susceptibles de prendre avec une certaine rapidité un grand accroissement. Il est certain aussi qu'une fois très-volumineux, ils tendent à provoquer, tantôt des péritonites aiguës plus ou moins étendues, tantôt la formation d'adhérences qui gênent le jeu des organes, ou bien ils arrivent à exercer sur l'uretère et le rectum des compressions dont le résultat a été indiqué. Il est sûr enfin que l'on a vu dans quelques cas, heureusement bien rares, la simple gêne résultant de la présence d'un énorme hystérome dans l'abdomen amener la mort par distension du diaphragme et asphyxie consécutive. Mais il ne faut pas exagérer la fréquence de ces faits malheureux, pour en tirer trop vite au point de vue du traitement des conclusions dangereuses. Il reste établi que dans l'immense majorité des cas, même avec des tumeurs très-volumineuses, les femmes peuvent, à travers quelques souffrances, quelquefois fort tranquillement, gagner l'époque de la ménopause, à partir de laquelle elles retrouvent généralement toute leur santé.

Les tumeurs fibrocystiques, d'après le petit nombre de faits que l'on connaît, paraissent susceptibles de s'accroître avec une rapidité bien plus grande que les hystéromes ordinaires. Quelques-unes ont pu, à ce point de vue, être comparées absolument aux kystes de l'ovaire. Il faut donc, pour ces tumeurs, considérer le pronostic comme plus grave.

TRAITEMENT.

Les myomes ne récidivent pas ; ils n'infectent point l'économie. Ce sont des tumeurs de bonne nature dans toute l'acception du mot. Les malades guériraient donc sûrement dans tous les cas, si l'on pouvait pratiquer leur ablation sans compromettre l'existence. Mais cette dernière condition est loin de se rencontrer toujours. Le chirurgien prudent et conciencieux doit s'en tenir bien souvent à un traitement médical qui n'est guère que palliatif.

I. *Traitement médical.*

Nous avons vu que la guérison naturelle des myomes utérins peut se faire par la résorption de ces tumeurs ou par leur expulsion spontanée. Les médecins ont cherché à favoriser ici l'effort de la nature. Ils ont eu en outre à s'opposer aux accidents les plus fâcheux des myomes, à ceux qui font courir les plus grands dangers, aux hémorrhagies. On se propose donc par un traitement médical 3 points principaux : 1° amener la résorption de la tumeur, ou diminuer son volume, ou au moins entraver son accroissement ; 2° provoquer l'expulsion des myomes ; 3° arrêter les hémorrhagies.

1° Les médicaments fondants, les stéatogènes et ceux qui peuvent diminuer l'afflux sangin dans l'utérus, forment la base du traitement destiné à diminuer ou à faire disparaître les myomes.

Les iodures et les bromures ont été les plus employés. On les donne à haute dose et pendant un temps fort long, soit en nature, soit sous la forme d'eaux minérales. Quelques médecins croient avoir noté, à la suite de leur emploi, la disparition complète de certains myomes ; mais ces faits sont généralement révoqués en doute ; peut-être, y a-t-il eu, de la part de ces médecins, comme on l'a dit, erreur de diagnostic.

Les bromures et les iodures ont-ils du moins réussi dans quelques cas à diminuer le volume des tumeurs ou à arrêter leur croissance ? Certains chirurgiens doutent même que cet effet ait été jamais obtenu. Pourtant, l'usage de ces médicaments est très-général et leur action passe pour être souvent très-réelle. Comment se produit cette action ? Le Dr Braxton

Hicks (1) a émis l'opinion que les bromures et iodures agissent d'abord et surtout sur l'ovaire. Cette action sur la glande génitale femelle, comparable en tout à celle que les mêmes médicaments exercent sur le testicule, aboutirait à une diminution considérable de son activité. Consécutivement à cette diminution dans l'activité de l'ovaire, l'ensemble de la vie sexuelle et partant la vie de l'utérus se trouveraient à leur tour entravés. Ce n'est là qu'une hypothèse ingénieuse, mais peu probable. N'a-t-on pas l'habitude de recommander ces mêmes substances dans le même but, contre des tumeurs qui ne touchent en rien à l'ovaire? L'arsenic est maintenant aussi souvent employé que les iodures ou bromures. M. Guéniot (2) pense que l'on pourrait peut-être essayer du phosphore ou du plomb comme médicaments stéatogènes.

Le Dr Routh assure que des courants continus d'une grande intensité peuvent rendre des services considérables en provoquant un mouvement de résorption énergique. Il affirme qu'il a vu, sous l'influence de ces courants, une tumeur du volume d'une tête d'homme devenir en moins d'un an plus petite qu'une orange. Nous ne connaissons pas les détails de l'observation, ce qui nous porte à la méfiance. Les courants continus ainsi employés ont l'inconvénient bien connu de provoquer facilement aux points d'application des eschares difficiles à guérir. Le Dr Routh conseille de placer un des pôles de la pile sur la colonne vertébrale, et l'autre au col de l'utérus. Nous citons sans discuter.

L'ergot de seigle avait été depuis longtemps employé dans le triple but de favoriser la pédiculisation des

(1) Braxton Hicks. In Reports of Medical and Surgical practice, in the hospitals of the Great-Britain (*Medical Times and Gazette*, 1872).
(2) Voir Comptes rendus de la Soc. de chirurgie, *Gaz. des hôpitaux*, 1874.

tumeurs, de provoquer leur expulsion, ou d'arrêter
les hémorrhagies. Dans ces derniers temps on a dit
que l'on pouvait attendre plus encore, de ce médica-
ment. Employé en injections sous-cutanées sous la
forme d'extrait aqueux, il aurait provoqué l'atrophie
des tumeurs.

Voici les principaux faits qui se rapportent à cette
méthode de traitement.

Dans le *Berliner Klinish Wochenschrift*, le Dr Van
Swidersky avait fait conaître en 1870 les bons résultats que procuraient selon lui les injections sous-cutanées d'ergotine dans la plupart des affections de
l'utérus (métrite chronique, déplacements de l'utérus
métrorrhagies de source diverses, etc.).

Dans ce même journal, en 1872, n° 25, parurent
les observations de Hildebrandt, professeur à Kœnigs-
berg, relatives aux corps fibreux. Hildebrandt rapporte
que son attention fut attirée dès 1870, sur les injections
d'ergotine par l'observation d'une jeune femme de
33 ans, Polonaise, qui souffrait d'un volumineux fibrome utérin. Ce corps était bien constaté depuis trois
ou quatre ans; il résistait à tous les procédés usuels
de traitement et donnait lieu à des hémorrhagies ; on
eut recours aux injections d'ergotine. Elles furent
faites dans le tissu cellulaire de la paroi abdominale,
au niveau de la tumeur, et recommencées quotidienne-
ment pendant quinze jours. Elles furent suspendues
pendant les règles qui, cette fois, se montrèrent moins
abondantes et moins douloureuses qu'à l'ordinaire.
Après leur disparition, la malade constata elle-même
une diminution de la tumeur qui fut attribuée à l'usage
journalier de l'ergot. Cette diminution ne s'arrêta pas
là ; de semaine en semaine, d'une façon régulière, dé-

croissait la tumeur. Quinze semaines après le traitement, tout vestige de myome avait disparu.

Un pareil succès dans un cas si rebelle, encouragea
le professeur Hildebrandt à renouveler l'expérience.
Il l'aurait fait dans 8 cas, d'après la note que nous
analysons. Dans ces 8 cas, 6 fois il aurait observé une
diminution du volume de la tumeur et une atténuation
de la douleur qui accompagnait les ménorrhagies.
Pour les deux autres cas, il y aurait eu intoxication
par l'ergot une fois, et une autre fois, douleurs exces-
sives après l'injection, ce qui aurait nécessité la suspension du traitement. La solution employée par
Hildebrandt était la suivante :

Ergotine. . . . . 3 parties
Eau distillée. . . . . 7 —
Glycérine. . . . . . . 7 —

Le Dr Bengelsdorf (1) avec la même solution qu'Hil-
debrand n'est pas arrivé à des résultats aussi satisfai-
sants. Il a traité 4 femmes atteintes de myomes utérins.

Dans deux de ces cas, il s'agissait de femmes âgées,
ayant dépassé l'époque de la menopause. Il n'obtint
chez elles aucune modification, ce qui, à vrai dire,
n'est pas très-étonnant. Chez les deux autres, femmes
jeunes encore, les ménorrhagies et tous les autres
symptômes furent extrêmement diminués après 16 et
19 injections. Mais la tumeur ne changea pas de volume.

L'auteur de ces observations conclut à l'utilité des
injections d'ergotine contre les phénomènes morbides
dont les fibromes sont la cause, et spécialement contre

(1) Allgemeine med. Central Zeitung, 21 janvier 1874.

les pertes sanguines; mais il ne leur accorde pas une grande influence à tous les autres points de vue.

Il y a lieu, comme on le voit, d'attendre les résultats d'une expérimentation plus étendue pour se prononcer sur la valeur de cette méthode. La pratique des injections paraît en elle-même exempte d'inconvénients sérieux. Les injections ne sont pas très-douloureuses; elles le sont un peu cependant. Elles laissent après elles un peu de gonflement, et plus tard, une induration persistante. On n'a point noté de suppuration. Elles provoquent quelques douleurs utérines au bout d'un petit nombre de minutes; mais ces phénomènes ont toujours été assez peu intenses pour que les malades d'Hildebrandt par exemple, pussent s'en retourner chez elles aussitôt après l'injection.

Nous n'avons pas besoin d'ajouter qu'aux divers moyens par nous énumérés, il faut joindre le repos, surtout au moment des règles, l'abstinence des rapports sexuels, et selon Cruveilhier, un régime consistant en une nourriture peu abondante, mais substantielle. Il n'est, actuellement, aucun médecin qui ne repousse l'idée barbare de la cure par la faim.

2° L'expulsion de la tumeur hors de la cavité utérine ou sa pédiculisation ont été obtenues quelquefois, semble-t-il, par l'ergot de seigle. Une tumeur opérable dans de bonnes conditions se substitue ainsi à une autre sur laquelle le chirugien n'avait guère aucune prise. Il est clair que ce résultat ne peut être obtenu que dans des circonstances bien rares, presque toujours impossibles à prévoir. L'ergot de seigle a été employé plus utilement à l'expulsion de tumeurs interstitielles ou sous-muqueuses, sur lesquelles avait été tentée l'énucléation. On en trouvera quelques exemples à la fin de ce travail.

3° Le traitement des hémorrhagies est des plus importants, car cet accident est celui qui menace le plus directement la vie. Il ne diffère pas de celui qui est dirigé contre toutes les hémorrhagies utérines : repos complet dans le décubitus dorsal au moment des hémorrhagies; applications froides à l'extérieur; injections froides ou astringentes dans le vagin, que l'on a pu, dans des cas de péril imminent, porter jusque dans la cavité utérine; enfin, à l'intérieur le quinquina, les ferrugineux, la limonade sulfurique. Que l'on ajoute à ces divers moyens l'emploi du seigle ergoté, soit en poudre, soit sous la forme d'injections sous-cutanées d'extrait aqueux, et l'on aura à peu près toutes les ressources thérapeutiques, heureusement très-efficaces dans le plus grand nombre des cas, dont nous pouvons disposer.

Rappelons qu'il faut surveiller avec soin le tube intestinal pour ne pas laisser s'établir une constipation opiniâtre. Cet état, qui suffit à lui seul pour troubler la circulation utérine, pourrait produire ici plus que nulle autre part de fâcheux effets. Les laxatifs sont donc tout à fait indiqués.

Les douleurs dont les corps fibreux sont parfois le siége, surtout au moment des ménorrhagies, seront combattues comme les divers accidents inflammatoires qui peuvent se produire autour d'eux, par des applications émollientes, par la morphine, etc. Nous n'avons pas besoin d'insister sur ce point.

II. *Traitement chirurgical.*

Avant qu'Amussat eût démontré par deux faits, la possibilité d'extirper avec succès des tumeurs fibreuses non pédiculées de la cavité utérine, les chirurgiens ne s'étaient jamais attaqué qu'aux polypes.

A la suite d'Amussat, quelques opérations semblables aux siennes, furent pratiquées de divers côtés, et une nouvelle méthode opératoire se trouva constituée à côté de celles qui s'adressent aux polypes, ce fut l'extirpation des corps fibreux par la voie vulvo-vaginale après leur énucléation.

Une méthode nouvelle est encore venue depuis peu s'ajouter aux précédentes. Ici la tumeur n'est plus attaquée par la voie du vagin ; elle est abordée directement par la cavité péritonéale après la gastrotomie. Nous rapprocherons des faits qui rentrent dans cette méthode, ceux qui consisteraient à extraire par un section de la paroi postérieure du vagin une tumeur pédiculée logée dans l'espace utéro-rectal, comme nous en citons un exemple. Ce n'est, en effet, qu'une espèce de gastrotomie inférieure.

§ 1. — Opérations dirigées contre les polypes fibreux de l'utérus.

On a appliqué aux polypes fibreux de l'utérus les méthodes générales en usage dans le traitement de tous les polypes. Malgaigne décrit encore dans sa thèse les 6 méthodes classiques : les caustiques, l'arrachement, le broiement, la torsion, la ligature et l'excision. Mais il faut remarquer que Malgaigne, dans son travail, traitait de tous les polypes utérins. De ces six méthodes, deux seulement dans les cas qui nous occupent avaient été sérieusement employées : la ligature et l'excision. C'est de celles-là que s'occupe seulement de Montfumat dans son travail. Disons pourtant un mot des autres.

La Cautérisation ne paraît pas avoir été appliquée sérieusement à la destruction des polypes, quoique Herbiniaux ait proposé, dit Malgaigne, de porter des caustiques au sein de ces productions au moyen d'un trocart. Faut-il rapprocher des cautérisations le fait suivant que nous traduisons de London Médical journal, du 22 avril 1871 : Dr W. Murray de New-castle-on-Tyne : « J'ai employé l'électricité avec succès dans le traitement des corps fibreux de l'utérus, au moyen de tiges de zinc et de cuivre soudées ensemble. Ces tiges avaient environ 10 pouces de long ; elles étaient pointues à l'une de leurs extrémités et pouvaient ainsi percer un fibroïde. La tumeur était transpercée par plusieurs de ces tiges ; un courant s'y établissait, et l'action chimique agissait soit en détruisant la vitalité, soit en excitant le pouvoir absorbant des tissus voisins (?) Après être restées quelques temps dans la tumeur, elles se recouvraient d'oxyde de zinc. Les tissus voisins étaient réduits en pulpe molle. J'ai vu un cas dans lequel une masse très-volumineuse fut considérablement réduite par ce procédé en moins d'un mois. La somme des douleurs et des inconvénients produits est très-négligeable. » Il est possible qu'il y ait eu dans ce cas en effet, une action chimique bien faible sans doute avec escharification semblable à celle qui se produit aux points d'application d'un courant continu. Nous ne connaissons pas de fait dans lequel l'électricité sous cette dernière

forme ait été employée d'une façon énergique et suivie.
comme elle l'a été tant de fois pour les polypes naso-
pharyngiens par exemple.

L'arrachement, le *broiement* sont des méthodes dangereuses, la première surtout. Elles n'ont pu être
mises en usages que dans des cas tout à fait exceptionnels. On a pu souvent pourtant réduire autant
que possible le volume d'une tumeur au moyen d'un
forceps solide, pour favoriser son issue au travers du
col ou de la vulve.

La *Torsion* a été mise en pratique quelquefois. Mais
les notions d'anatomie pathologique que nous possédons font pressentir tout le danger qu'il peut y avoir
à tordre un pédicule souvent fort gros, en continuité
directe avec le tissu utérin. On risque, en effet, de faire
porter l'effort de torsion sur la paroi même de la
matrice, et de provoquer par suite des déchirures et
des ruptures de cette paroi. Pour obvier à ce grave
inconvénient, on a recommandé de saisir le pédicule
avec de fortes, tenettes lesquelles empêcheraient la
torsion de porter au-delà du point où le pédicule se
trouve pressé. Mais cette application des tenettes est
loin d'être toujours facile.

Ligature et excision. — Nous ne reviendrons pas sur
le vieux procès pendant entre ces deux méthodes de
traitements des polypes fibreux. La plupart des
anciens chirurgiens craignaient beaucoup l'hémorrhagie après l'excision. Aussi ne pratiquaient-ils
guère que la ligature. Plus tard, lorsque des faits très-
nombreux eurent montré que ces craintes étaient à
peu près imaginaires, les inconvénients et les dangers
même de la ligature apparurent à leur tour avec plus

de netteté aux yeux des chirurgiens, et cette dernière méthode fut peut-être plus décriée qu'elle ne le mérite. Nous renvoyons pour le détail de ces faits aux travaux de Malgaigne, de Guyon, de Montfumat, au ivre de Courty, et aux nombreuses thèses qui furent passées devant la Faculté de Paris de 1820 à 1840, sur le traitement des polypes fibreux. La ligature étant en somme très-exceptionnellement employée aujourd'hui, nous dirons seulement quelques mots de l'excision.

La section du pédicule qui constitue l'excision des polypes se fait généralement avec le bistouri, ou avec des ciseaux. On la fait tout d'un coup, franchement, ou par petites sections répétées que quelques chirurgiens conseillent de combiner avec de légers mouvements de torsion ; mais cette petite précaution ne paraît pas utile ; si elle devait être utile, pratiquée comme elle l'est, elle risquerait de n'être pas efficace. La torsion pour exercer une influence utile devrait être poussée à un degré dangereux. Nous n'ajouterons rien sur une foule de petits procédés dont on trouve par ci par là, l'énoncé sous des noms divers : sercision, éradication, dilacération du pédicule, etc... Leurs auteurs cherchaient à pratiquer graduellement, et par des moyens en quelque sorte détournés, des sections qu'il vaut tout autant faire d'un seul coup. Les vaisseaux contenus dans les pédicules des polypes, même lorsqu'ils sont assez volumineux, reviennent immédiatement sur eux-mêmes et effacent, complètement leur calibre, ce qui tient sans doute à la constance de disposition des gaines musculaires que nous avons signalées d'après M. Coyne. Si pour une raison quelconque, on craignait malgré tout la production d'une hémorrhagie, on pourrait user de deux moyens dans lesquels la section se fait rapidement, nous voulons parler de l'écraseur et de l'anse galvanique. Ce dernier procédé, entre les mains des chirurgiens qui se servent habituellement de la galvanocaustie, présente une sûreté et une simplicité incomparables.

La section du pédicule, de quelque façon qu'elle soit pratiquée, peut offrir des difficultés fort variables suivant la disposition du polype. Lorsque celui-ci est d'un volume médiocre, qu'il est logé dans le vagin, que son pédicule est mince et bien distinct de sa masse, rien n'est plus facile que d'aller le couper au-dessus de la production fibreuse. Mais ces conditions ne se rencontrent pas toujours. D'abord, le volume du polype, alors même qu'il est logé dans le vagin, peut être tel que l'introduction des instruments destinés à agir sur son pédicule soit tout à fait impossible. La gêne qui en résultera pourra se trouver augmentée par la résistance de l'anneau vulvaire (1). Dupuytren agissait contre elle par la section de la fourchette ; mais il semble préférable ainsi que le dit Guyon, d'y substituer les incisions latérales qui sont si souvent pratiquées dans les accouchements. On est évidemment autorisé dans les cas de ce genre à pratiquer sur la tumeur des tractions qui l'amènent au dehors au moins en partie. Au besoin lorsque la tumeur se présentera à la vulve, on pourra après avoir ouvert la capsule muqueuse qui la recouvre (au moins le plus souvent), l'entamer, tailler des tranches dans sa substance, diminuer enfin son volume par tous les moyens possibles, jusqu'à ce que les doigts, armés de l'instrumente tranchant, puissent se glisser sous la

(1) Voir un cas curieux de Siry, Union médicale, n° 149, 18 décem. 1860.

Sevastopulo. 11

tumeur jusqu'au pédicule. Avant de faire la section décisive, il faut se bien assurer par tous les moyens d'exploration connus de la nature des parties qui se présentent au niveau de l'orifice du col.

Dans les cas difficiles, peut-on insister sur l'abaissement de l'utérus, de façon à amener au voisinage de la vulve les parties qu'il s'agit d'explorer et sur lesquelles il faut agir? L'expérience a prouvé que l'abaissement de l'utérus, pratiqué avec lenteur, quand l'organe est sain est à peu près exempt de dangers. C'est l'opinion que défendait en 1866 le professeur Depaul (1). Mais toutes les fois que l'utérus et ses annexes sont en mauvais état, lorsque surtout il a existé quelque inflammation péritonéale du côté du petit bassin, les accidents les plus redoutables peuvent résulter de tractions pratiquées sur la matrice. La pratique de Lisfranc a donné lieu, on le sait, à bien des faits de ce genre. Peut-il en être autrement, lorsqu'on voit dans ces cas le simple toucher, une injection vaginale, devenir quelquefois le point de départ d'une pelvipéritonite. Nous pensons donc qu'il faut garder la plus grande réserve et ne point abaisser l'utérus, hors les cas d'absolue nécessité.

Nous en dirons autant de la dilatation du col utérin. Sims a habitué les chirurgiens à des idées de hardiesse que malheureusement plus d'un revers est venu contredire. En Angleterre, en Amérique la pratique de la dilatation est tout à fait entrée dans les mœurs chirurgicales. On ne s'y préoccupe plus guère que du choix des moyens, les uns préférant ceux qui agissent avec continuité, comme l'éponge préparée, la laminaire, etc., les autres, au contraire, vantant

(1) Soc. de chirurgie, 1er juillet 1868.

l'usage des sondes à diamètre graduellement croissant, ou bien des pinces dilatatrices, voire même de
simples pinces à pansement. En France on est plus
réservé. Nous avons dit que, comme moyen d'exploration, la dilatation du col était ordinairement rejetée.
Comme moyen d'arriver sur le pédicule pour le sectionner, elle ne nous paraît pas avoir été employée
souvent. Guyon pense qu'on est autorisé à la pratiquer dans ce but quand besoin est, et il recommande
d'employer de préférence à cet usage des moyens mécaniques, spécialement des pinces, dont on peut aisément graduer la force. Il faut procéder par séances
courtes et répétées. Le col résiste moins qu'on ne s'y
attendrait.

Si le polype fibreux est encore contenu dans l'utérus, que convient-il de faire? Tout d'abord il faut
dire qu'il est bien difficile d'affirmer dans ce cas
l'existence d'un polype. Pour le reconnaître, il aurait
fallu pratiquer des explorations minutieuses, dangereuses assez souvent. Quels que soient les dangers
auxquels la malade ait pu paraître exposée, le chirurgien s'en sera tenu à un traitement médical, et il
aura bien fait. Mais on peut savoir qu'un polype
existe dans la cavité utérine, lorsqu'on l'a vu au dehors dans une période antérieure. Si ce polype se ré-
veille, qu'il donne lieu à des symptômes nouveaux,
faudra-t-il aller le chercher dans la cavité utérine en
forçant le col ou en l'incisant? La chose a été faite ;
mais il nous semble bien préférable d'employer ici un
traitement médical énergique, de provoquer l'expulsion du polype par l'emploi du seigle ergoté sous
toutes ses formes, et d'attendre le moment favorable.

Les obstacles opposés à l'exploration et à la section

du pédicule, par le col utérin, le vagin ou l'anneau vulvaire, se retrouvent parfois lorsqu'il s'agit de pratiquer l'extraction du polype. On peut alors, du côté du polype, pratiquer, comme il a été dit, des sections à travers sa substance, qui diminuent son volume, et le comprimer dans un forceps à branches solides; du côté de la vulve, les incisions dont nous avons parlé, du côté du col, la dilatation et au besoin l'incision, lèveront les derniers obstacles. Dupuytren et Velpeau préféraient cette incision à la dilatation. Ils la croyaient moins dangereuse. Nous n'insisterons pas sur le manuel opératoire, qui est très-développé dans la thèse citée si souvent de Jarjavay (1). Elle peut être simple ou double; on la pratique soit avec le bistouri, soit avec des instruments spéciaux, tantôt de dedans en dehors, tantôt de dehors en dedans, etc. L'incision du col combiné avec un certain degré de dilatation pourra permettre l'issue d'un polype assez volumineux retenu dans la cavité utérine. Elle pourrait aussi, comme la dilatation, être employée pour faciliter le diagnostic, ou pour permettre d'aller sectionner jusque dans la cavité utérine le pédicule d'une tumeur que l'on aura pu tirer à soi plus ou moins complètement au moyen de pinces de Museux, d'érignes, de fils passés dans sa substance.

Si après avoir employé tous les moyens d'exploration dont nous avons parlé, le chirurgien se trouvait en présence d'une tumeur saillante dans la cavité vaginale à travers le col plus ou moins ouvert, mais mal connue dans sa partie supérieure; s'il n'avait pu acquérir aucun renseignement important sur son pédicule, ou s'il avait reconnu, au contraire, que ce

(1) Jarjavay. Des opérations applicables aux corps fibreux de l'utérus. Thèse de concours, 1850.

myome est accolé à la matrice par une portion assez large de sa surface, il faudrait qu'il imitât la conduite des chirurgiens prudents, qui, en pareil cas, ont renoncé à faire l'excision de la tumeur pour eu pratiquer l'énucléation. Dans ce cas, il faudra fendre la muqueuse qui recouvre le corps saillant, puis saisir celui-ci avec des érignes et l'attirer graduellement dans le vagin. Cette opération a été souvent suivie de succès; mais quelquefois aussi, comme dans toutes les énucléations, des adhérences plus ou moins étendues entre la tumeur et l'utérus ont pu mettre le chirurgien dans l'embarras, empêcher même la fin de l'opération.

On dit généralement que l'excision, surtout lorsqu'elle a été pratiquée sans manœuvre auxiliaire grave, n'entraîne aucun danger. Nous nous sommes expliqués sur l'hémorrhagie. Mais nous devons le dire, il est un terrible accident toujours suspendu sur la tête du chirurgien qui touche à l'utérus, la métropéritonite aiguë; pour être rare, elle n'en a pas moins été observée quelquefois après la plus simple excision d'un petit polype. A notre connaissance, plusieurs faits de ce genre se sont montrés dans ces dernières années à Paris, dans les services hospitaliers de chirurgiens consommés. L'utérus est le plus délicat et le plus capricieux des organes. Chez certaines femmes, il subit des traumastismes répétés, épouvantables, sans presque réagir. Chez d'autres, le simple toucher, l'excision d'un petit polype, la dilatation du col la mieux ménagée produisent ces terribles phénomènes, qui, commençant à la métrite, finissent par la péritonite aiguë ou l'infection purulente. Il faut toujours avoir présente à l'esprit la possibilité de ces éventualités malheureuses.

§ 2. — Énucléation des tumeurs fibreuses sous-muqueuses ou interstitielles.

C'est encore par le canal utéro-vaginal que l'on a souvent tenté d'enlever les myômes non pédiculés de l'utérus. Les chirurgiens qui se sont engagés dans cette voie ont été guidés par la notion anatomique de l'isolement ordinaire des corps fibreux au sein du tissu de la matrice. Plus d'un, ici aussi, s'est trouvé déçu dans son espérance. « Les corps fibreux, » dit Jarjavay, « sont énucléables, mais pas toujours au- « tant qu'on le croit »

Plus d'une fois des chirurgiens ont essayé de pratiquer l'ablation d'une tumeur fibreuse plus ou moins proéminente dans le vagin, et qu'ils croyaient être un polype. Il est arrivé aussi qu'ils se sont attaqués à des corps fibreux qui, en produisant une inversion utérine, avaient pris l'apparence polypeuse. Mais nous rapellerons encore que les opérations dirigées de propos délibéré contre les corps fibreux intestitiels sont de date toute récente. C'est Amussat, comme on sait, qui, en 1840, pratiqua, le premier, une opération de ce genre. Il eut le bonheur d'obtenir une guérison. Bientôt après, nouvelle opération et guérison pareille. Ce sont ces deux observations qui formèrent la base du mémoire publié par Amussat en 1842 (1). L'opération pratiquée et recommandée par Amussat consistait dans une séparation progressive de la tumeur, séparation opérée sans instrument tranchant, par le doigt, armé ou non d'un ongle métallique. Dans les deux

(1) Amussat. Mémoire sur l'anat. pathologique des tumeurs fibreuses et l'utérus, et sur la possibilité d'extirper ces tumeurs lorsqu'elles sont encore contenues dans les parois de cet organe. Paris, 1842.

cas qu'a publiés Amussat, la tumeur proéminait à travers l'ouverture du col fortement dilaté, ce qui n'empêcha pas qu'il ne devînt nécessaire pour l'attirer tout à fait au dehors, de débrider en plusieurs points le col utérin. Il fallut même, après ces débridements, pratiquer sur la tumeur des tractions énergiques accompagnées de mouvements de torsion.

La guérison ne s'obtint pas sans que les malades courussent les plus grands dangers. Toutes les deux présentèrent au plus haut point tous les signes d'une métrite suraiguë et d'une infection putride grave. Chez toutes les deux, les veines du bassin et les veines iliaques externes et primitives devinrent le siége de coagulations qui entraînèrent l'œdème des deux membres inférieurs. Enfin des abcès profonds du petit bassin se formèrent dans les deux cas. La guérison avait été pourtant obtenue au bout de longs mois, et ce résultat, tout chèrement acheté qu'il fût, paraissait tout à fait brillant.

On put espérer, après ces premières tentatives, que de nombreux succès allaient désormais s'offrir aux observateurs. Mais des revers bien plus nombreux que les succès vinrent bien vite punir des tentatives un peu trop audacieuses. Peu de temps après, en 1850, Jarjavay, exprimant l'opinion des praticiens de ce temps, se montrait déjà moins enthousiaste. Distinguant les tumeurs du col de celles du corps, il pensait que, pour les premières, on pouvait les opérer dans bien des cas ; il suffisait qu'elles entraînassent un dérangement des fonctions utérines, des douleurs ou de la fatigue pour que l'opération pût être essayée. Quant aux tumeurs du corps, il bornait l'emploi de la méthode opératoire aux cas où des hémorrhagies sérieuses et répétées menaçaient absolument la vie. Encore indiquait-il d'assez nombreuses contre-indications à l'opération, parmi lesquelles : 1° la position de la tumeur au fond de l'utérus ; 2° la multiplicité des tumeurs qui ne permet pas de reconnaître la nature de celle à laquelle on a le plus particulièrement affaire : 3° un grand volume joint à une grande densité.

Dix ans après, dans sa thèse d'agrégation, 1860, Guyon était encore plus éloigné de l'opération. Il cite, dans son travail, 14 cas d'extirpation, seuls connus jusqu'à ce jour, et dans lesquels la mort serait survenue 9 fois. S'emparant de ces chiffres, appuyant sur l'impossibilité de connaître à l'avance le degré d'énucléabilité des tumeurs et l'épaisseur de la paroi utérine qui les recouvre, faisant ressortir la gravité des accidents primitifs ou secondaires qu'entraîne l'opération, montrant au contraire que les accidents des corps fibreux les plus redoutés diminuent considérablement et même disparaissent souvent sous l'influence d'un traitement médical, et surtout sous celle de la ménopause, Guyon conclut en ces termes : « Je me résumerai en disant que, lorsqu'une opération semblable à celle dont nous venons de parler, a tué dans plus de la moitié des cas connus, des malades dont non-seulement on peut dire que la mort n'était pas inévitable, mais encore dont la guérison ou l'amélioration sont démontrées possibles, le chirurgien a les meilleures raisons pour temporiser, et, s'il m'est permis de dire toute ma pensée, pour ne pas opérer du tout » Il adoucit cette sentence pour les seules tumeurs du col.

Le professeur Broca, qui publiait son livre après

une nouvelle période de dix années (1), est un peu moins sévère, sans être cependant bien encourageant : « Les conditions à la faveur desquelles l'extirpation des hystéromes interstitiels peut réussir ne pouvant être déterminées sur le vivant, cette opération est tout à fait aléatoire, et, si je ne puis prendre sur moi de blâmer les chirurgiens qui osent la pratiquer, j'avoue que je ne suis guère tenté d'imiter leur conduite. »

M. Broca pense que l'opération ne peut guère être proposée que pour des myomes déjà très-proéminents dans le vagin, et en partie pédiculés. C'est du reste à des cas de ce genre que les chirurgiens se sont presque toujours bornés.

Nous avons lu dans les recueils ou du moins trouvé mentionnés un nombre d'énucléations plus considérable que nous ne l'aurions cru. En 1863, le D' Routh lisait à la Société médicale de Londres un mémoire dans lequel il rapportait, avec quelques faits personnels, une statistique portant sur 21 cas. Dans ces 21 cas la mort avait été observée 7 fois. Depuis lors, surtout en Amérique et en Angleterre, un certain nombre d'opérations de ce genre ont été publiées. Nous n'en connaissons en France que bien peu. Un des exemples les plus remarquables, et qui a été suivi de mort, a été rapporté par Bourdillat (*Union médicale*, 1868, n° 144). On ne doit peut-être pas se faire une idée des chances que présente l'opération d'après la fréquence relative des cas heureux qui ont été publiés. Les revers sont certainement restés dans l'oubli plus que les succès.

Nous ne pouvons pas songer à nous prononcer sur l'opportunité de l'énucléation des tumeurs fibreuses. Comme M. Broca, nous pensons que c'est là une opé·

(1) Broca. Traité des tumeurs, t. II, 1869, p. 273.

ration tout à fait aléatoire. Nous le croyons d'autant plus que les observations anatomiques, aussi bien que les faits pathologiques et opératoires connus, nous ont démontré que les myomes souvent se continuent par une grande étendue de leur surface avec le tissu utérin, ceux surtout qui sont volumineux et actifs. Dans ces conditions, le chirurgien qui veut poursuivre, malgré toutes les résistances, l'énucléation commencée, erre au hasard dans le tissu utérin et s'expose à emporter, sur une étendue plus ou moins grande, toute l'épaisseur de la paroi de l'organe. Quelquefois, ainsi que nous l'avons dit, on trouve ce qu'on pourrait appeler des myomes diffus, c'est-à-dire des tumeurs qui développées dans une portion de l'utérus, et, d'ailleurs ne se différenciant par rien d'essentiel des autres myomes, ne sont distinctes nulle part du tissu utérin proprement dit. Le chirurgien qui aura commencé, dans ce cas, une énucléation, ne pourra pas la poursuivre bien loin.

Lorsque l'extirpation peut être menée à bonne fin, les malades ont à passer par de grands dangers :

D'abord, les hémorrhagies provoquées par les manœuvres chirurgicales peuvent être graves ; mais c'est peut-être l'accident le moins à redouter. L'épuisement nerveux, le choc, comme disent les Anglais, a fait plus d'une victime. La métrite, l'infection purulente et l'infection putride, la péritonite, même hors des cas où une perforation plus ou moins étendue du fond de l'utérus aura été faite par le chirurgien, la phlébite, les phlegmons du petit bassin, voilà ce qu'il faut toujours avoir en perspective.

Malgré tous ces dangers, des guérisons ont été obtenues et souvent dans des cas bien singuliers. Parfois

il s'agissait de tumeurs si volumineuses que le chirurgien, après les avoir énucléées, était forcé de les
couper par tranches, de les débiter, pour les extraire.
Nous rapportons plusieurs faits de ce genre. Notons
qu'après le morcellement, on a vu des portions de tumeur encore adhérentes à l'utérus, soit parce qu'on
n'avait pas osé poursuivre l'énucléation, soit parce
qu'on croyait l'avoir fait en entier, s'éliminer spontanément. Ce sont là des cas heureux auxquels il serait
facile d'en opposer bien d'autres.

Nous citerons, à titre d'exception curieuse, l'observation du Dr Worster, que nous rapportons plus loin.
Ce médecin, renonçant à énucléer la tumeur dont il
avait entrepris l'extirpation, scarifia les parois utérines à son niveau, donna du seigle ergoté et pratiqua
la dilatation du col avec l'éponge préparée. Une inflammation suppurative amena l'énucléation spontanée de la tumeur ; la malade guérit, mais non sans
avoir présenté de bien graves accidents. Il faut signaler
de pareils succès pour dire hautement que l'on serait
coupable de chercher à en obtenir de semblables dans
les mêmes conditions.

§ 3. — Ablation des myomes péri-utérins. Gastrotomie.

Nous dirons seulement quelques mots des opérations dirigées contre les corps fibreux péri-utérins. La
pratique de ces opérations date de trop peu de temps,
elle est entre les mains de chirurgiens trop spéciaux
pour que l'on puisse trouver sur elle des documents

qui permettent de la juger complètement, en toute connaissance de cause.

Nous n'avons pas besoin de rappeler qu'il y a bien peu de temps, l'ablation par la gastrotomie des kystes de l'ovaire, et à plus forte raison l'ablation partielle ou totale de l'utérus affecté de corps fibreux, était unanimement rejetée par les chirurgiens. Les succès, bien compensés par de nombreux revers, qu'a donnés d'abord l'ovariotomie, ont conduit les opérateurs, toujours plus hardis, à la pratique de l'hystérotomie. Il faut dire qu'ils y sont arrivés le plus souvent sans s'en douter, par le fait d'une erreur de diagnostic ; mais quelquefois aussi, surtout dans ces dernières années, on s'est attaqué à l'utérus de propos délibéré.

Caternault (1), dans sa thèse inaugurale, a fait connaître des faits empruntés à la pratique de M. Kœberlé ; Péan (2) a récemment fait de l'hystérotomie l'objet d'une monographie. Les recueils anglais et américains contiennent les relations d'un grand nombre de faits de ce genre.

Il est certain que, dans un nombre de cas heureusement peu considérable, les tumeurs fibreuses de l'utérus, par leur développement rapide. menacent d'amener à courte échéance la mort des malades. Dans des cas de ce genre, l'ablation par la gastrotomie peut être considérée comme une extrême ressource, et malgré les répugnances que peut inspirer une opération dont nous allons montrer tous les dangers, on ne doit pas, *à priori*, dire qu'un chirurgien soit toujours blâmable de l'entreprendre. Nous ne connaissons pas d'autre indication que celle-ci : mort

(1) Caternault. Des tumeurs fibreuses périutérines. Strasbourg, 1866.
(2) Péan et Urdy. Hystérotomie. Paris, 1873. — A. Delahaye.

certaine à courte échéance si l'on n'opère point. Péan
y ajoute l'existence d'une ascite qui tend à se reproduire constamment. Nous ne pourrons admettre cette
opinion que lorsqu'il se sera mis d'accord avec Kœberlé
qui, tout au contraire, fait de l'ascite une véritable
contre-indication (1). Les gastrotomistes recomman-
dent d'opérer avant que la santé soit trop compro-
mise et que la tumeur ait acquis un volume très-considérable. C'est un précepte auquel il est impossible
de souscrire complètement. Il ne faut pas, en effet, que
le désir d'opérer dans des cas favorables pousse le
chirurgien à tenter la gastrotomie sur des femmes
bien portantes, et qui peut-être sous l'influence d'un
traitement médical bien dirigé, ou par le simple bénéfice de la marche naturelle des tumeurs pourront
vivre indéfiniment dans un état de santé très-suppor-
table. C'est affaire de conscience pour le chirurgien,
plus que d'instruction. L'existence d'adhérences très-
étendues qui constitue, selon nombre d'observateurs,
une contre-indication importante est considérée par
d'autres comme insignifiante. Clay, de Manchester, dit
que pour lui, dans ce cas, la guérison s'obtient aussi
bien que lorsque les tumeurs sont libres. « Some of
« the worst cases of adhesion I ever had, recovered
« as well and as rapidly as any other. » Mais il est
inutile d'insister.

On trouvera, dans le livre de Péan et Urdy, des renseignements très-détaillés sur le manuel opératoire.
Il faut reconnaître que ce chirurgien a perfectionné
considérablement les moyens d'opération que l'on
possédait, et que l'on peut, en suivant ses préceptes,

(1) Thèse de Caternault, p. 133.

éloigner certaines causes de mort rapide qui autrefois étaient fort à redouter.

Les résultats de l'opération ne peuvent pas être appréciés d'après les données que fournit Péan. Ce chirurgien donne dans son livre, en 1873, un tableau de 44 observations pour le résumé de tous les cas connus jusqu'à ce jour. Les journaux anglais et américains des dernières années contiennent la mention d'un grand nombe d'opérations qu'il n'a pas signalées. Nous n'avons pas poussé fort loin ces recherches ; voici pourtant quelques faits qui auraient dû être joints à ceux que comprend ce tableau :

— Une observation du Dr Krakowizer, présentée à la Société pathologique de New-York, et publiée in *the Americain journal of the medical Sciences*, vol. 54 ; 2ᵉ série, 1867, p. 570.

Nous la reproduisons plus loin.

— Une observation de Spencer Wells présentée à la Société obstétricale de Londres, le 7 avril 1869, in *Medical Times and Gazette*, 15 mai 1869.

— Une observation de Mears, présentée à la Société pathologique de Philadelphie, in *American journal of the med. Sciences*, 1859, t. 58, p. 126 ; mais il est vrai qu'ici l'opération ne put être terminée.

— Un cas du Dr Storer, in *Brit. med. Journal* du 12 mars 1870, p. 265.

Après l'énoncé de ce fait, il est fait mention de 5 autres opérations faites par le même, ce qui portait les hystérotomies dues à ce chirurgien au nombre de 6, or, il est dit dans cette note que sur ces 6 opérations la guérison n'a été obtenue qu'une fois (ce n'est pas le cas que nous citons). M. Péan donne précisément dans son tableau un succès de Storer. Pourquoi n'y est-il pas question de ses 5 revers?

Il serait facile, croyons-nous, de trouver beaucoup d'autres faits oubliés.

Tous les cas que nous venons de citer ont été suivis de mort rapide, comme sans doute presque tous ceux qui sont restés dans l'oubli.

Lorsque donc M. Péan réunissait, en 1873, 44 cas seulement d'hystérotomie, il laissait de côté un assez grand nombre de faits connus qui, malheureusement, se terminaient généralement par la mort. Les conclusions qu'il peut tirer de l'examen de ces 44 cas, au point de vue particulièrement des chances de succès que comporte l'opération, se trouvent donc à l'avance entachées d'erreur.

Quelles sont ces conclusions? D'abord il note sur ces 44 cas, grâce souvent à une série de succès personnels bien remarquables, 14 guérisons, soit 31,82 pour cent. Discutant ensuite les causes qui ont entraîné la mort chez les 30 autres opérées, il montre que la terminaison fatale a été produite souvent par le fait d'accidents que des chirurgiens expérimentés peuvent toujours éviter aujourd'hui, par le fait de l'hémorrhagie primitive par exemple. Supprimant les cas de ce genre, il rectifie en conséquence la statistique et ramène la proportion des succès qu'on aurait dû obtenir au chiffre de 45,83 pour cent. On ne peut accepter des résultats ainsi présentés. Nous faisons donc toutes nos réserves. L'avenir jugera ce que vaut cette opération.

Il est à peine besoin d'insister sur la nature des accidents qui causent la mort : l'hémorrhagie, l'épuisement nerveux ou choc, le tétanos déjà observé souvent, enfin et surtout la péritonite, voilà les principaux périls auxquels sont exposées les opérées. Nous ne nous arrêterons pas à faire leur description.

Extirpation par le vagin des tumeurs de l'utérus proéminent dans l'espace recto-vaginal. — Ce genre d'opération constitue une sorte de gastrotomie inférieure ; à ce titre nous avons cru devoir joindre aux faits de gastrotomie proprement dite, la seule obsertion de cette espèce que nous possédions.

Des tumeurs fibreuses de la paroi vaginale, ou bien de la cloison recto-vaginale, des myomes, très-probablement, ont été plus d'une fois extirpées par des chirurgiens ; mais nous ne connaissons qu'une opération dans laquelle le chirurgien se soit proposé d'aller, à travers le vagin incisé dans sa paroi postérieure, et aussi à travers le péritoine, chercher une tumeur pédiculée de la face postérieure de l'utérus, saillant dans l'espace recto-vaginal. C'est celle que nous trouvons très-sommairement rédigée dans le *British medical journal* du 8 avril 1871, p. 376.

Le Dr Whitehead, chirurgien de Sainte-Mary's hospital à Manchester, a pratiqué l'ablation par le vagin d'une tumeur pédiculée de l'utérus qui occasionnait des troubles considérables dans la miction et la défécation. Le toucher rectal et vaginal permettaient de circonscrire cette tumeur. Elle était placée entre le vagin et le rectum. On pouvait lui imprimer des mouvements assez étendus, mais non la porter vers le détroit supérieur. La paroi postérieure du vagin fut incisée sur la tumeur, et celle-ci fut attirée par cette ouverture. Une double ligature fut passée autour du pédicule, et on détacha la tumeur par une section passant entre les deux parties liées. L'incision fut fermée par plusieurs points de suture. Le pédicule de la tumeur fut seul laissé dans l'incision. La patiente, personne délicate, de 40 ans, succomba le quatrième jour. Il nous est difficile de nous prononcer sur la valeur de cette opération.

Mais nous doutons fort que le Dʳ Whitehead trouve en France beaucoup d'imitateurs.

OBSERVATIONS

Observation I.

Examen anatomique d'un fibro-myôme polypeux, enlevé par le Dʳ Léon Labbé, chirurgien de l'hôpital de la Pitié, en 1873. (Communiquée par M. le Dʳ Coyne.

La tumeur est du volume d'une pomme de moyenne dimension. Elle est bien pédiculée. Le pédicule est étroit et très-vasculaire ; il contient en effet des artères du volume de la cubitale et de la radiale à leur partie inférieure.

Sur des coupes microscopiques faites de la périphérie vers le centre, on trouve :

1° Un revêtement d'épithélium pavimenteux.

2° Au-dessous de l'épithélium, une couche de tissu embryonnaire. Ces deux couches sont tout ce qui représente la muqueuse utérine.

3° Immédiatement au-dessous de cette couche de tissu embryonnaire, on rencontre des faisceaux de fibres musculaires lisses, dont le volume et la disposition varient suivant qu'on les étudie à la superficie et vers le centre de la tumeur.

Les faisceaux de la partie superficielle sont moins volumineux que les faisceaux plus profonds. Les fibres musculaires qui les constituent sont moins tassées les unes contre les autres, et, en certains points, elles paraissent séparées les unes des autres par de petits éléments embryonnaires arrondis.

La plupart des fibres musculaires lisses de cette région présentent dans leur constitution intime quelques particularités. On peut voir, en effet, que le noyau, dans un très grand nombre de ces cellules, est en voie de segmentation. Quelques-unes contiennent jusqu'à trois et quatre noyaux. En certains points de la superficie, les formations embryonnaires, soit dans la cellule musculaire, soit dans les parties avoisinantes, sont tellement prononcées, que les contours des fibres musculaires se trouvent absolument masquées. Ces formations embryonnaires exubérantes se retrouvent le long des vaisseaux capil-

Sevastopulo.   12

laires nombreux qui gagnent la superficie de la tumeur. Enfin, vers le centre, les faisceaux de fibres musculaires lisses s'entrecroisent dans tous les sens. Ils sont volumineux, très-nets. Les contours des fibres lisses sont bien accusés, et l'on n'y trouve plus aucune altération de ces cellules. Dans cette partie centrale, le tissu musculaire est adulte.

L'état embryonnaire, que nous venons de décrire à la superficie de la tumeur, paraît devoir être rapporté à une cause double : 1° à l'irritation constante que subit à sa périphérie toute tumeur pédiculée dans une cavité ; 2° à ce que les fibres musculaires lisses elles-mêmes se trouvaient en voie d'irritation formative. La tendance à la prolifération des éléments était manifeste dans ce cas particulier.

Cette tumeur était donc en pleine période d'accroissement. Au point de vue clinique, elle était remarquable par l'abondance et la fréquence des hémorrhagies qu'elle occasionnait. Cette tendance hemorrhagipare trouve en partie son explication dans la disposition des vaisseaux de la périphérie et dans l'état embryonnaire de leurs parois qui ne présentaient pour ainsi dire aucune résistance.

OBSERVATION II.

Examen d'un fibro-myôme polypeux ancien, enlevé par M. le Dr Horteloup.
(Communiquée par le Dr Coyne).

A l'état frais, sur une préparation obtenue par le raclage, on trouve de grosses fibres musculaires lisses très-allongées et dont le contenu est granuleux.

Après durcissement, on rencontre les différentes couches suivantes :

1° A la périphérie, une couche constituée par du tissu conjonctif presque scléreux et dans lequel les vaisseaux sont peu développés. La couche épithéliale externe a disparu.

2° Vers le centre et au-dessous de cette couche conjonctive lamelleuse, on rencontre des faisceaux de fibres musculaires lisses entrecroisées dans divers sens. Ces fibres sont volumineuses, très-allongées et décrivent des zig-zag. Dans le même faisceau, elles sont séparées les unes des autres par de la substance unissante amorphe, lisse, claire, non grenue. Les faisceaux sont réunis les uns aux autres par des bandes de tissu conjonctif très-ancien et lamelleux. Les vaisseaux sont peu développés. Leurs parois sont entourées d'une couche mince, claire, analogue à la substance unissante, et dans laquelle on retrouve quelques rares fibres lisses longitudinales et parallèles à la direction du vaisseau ; plus en dehors, on trouve une couche épaisse formée de faisceaux de fibres lisses entrecroisés à angle aigu, dans lesquels les fibres sont très-tassées les unes sur les autres. Leur disposition doit faire supposer que lorsqu'ils se contractent, ils étranglent le vaisseau et ferment sa lumière.

Observation III.

Tumeur fibreuse sous-péritonéale, pédiculée, très-vasculaire, de l'utérus.
Tentative d'extirpation par la gastrotomie. Mort au bout de 5 jours (1).

Miss M... se présente à l'observateur avec une tumeur volumineuse développée à la partie moyenne et inférieure de l'abdomen. Son ventre était développé comme celui d'une femme à terme. L'utérus était dans sa position normale. Le col était senti facilement. La sonde utérine pénétrait à deux pouces de profondeur ; mais, dans une exploration précédente, après dilatation du col par l'éponge préparée, on l'avait fait pénétrer à quatre pouces. Il n'y avait pas eu de ménorrhagies. La tumeur devenait plus molle à chaque époque menstruelle.

Une ponction qui fut pratiquée ne donna aucun résultat.

Au mois de novembre 1868, on tenta de l'extraire. Mais après l'incision de la paroi abdominale, on trouva qu'il existait des adhérences extrêmement étendues. Quand on essaya de les détacher, on provoqua des hémorrhagies extrêmement abondantes. On voulut alors aller chercher la tumeur au sein de sa capsule. La section de celle-ci causa encore la perte d'une grande quantité de sang. Mais la section de la tumeur elle-même donnait lieu à des hémorrhagies considérables. La tumeur était en effet très-vasculaire et comme saturée de sang. On fit des ligatures comme on put ; on referma la plaie ensuite. Mais la mort arriva au 5e jour.

Autopsie. — La tumeur adhère dans toutes les directions par des liens solides. De larges vaisseaux traversant les adhérences se perdent sur la tumeur. L'épiploon et l'intestin sont ainsi rattachés à la tumeur. Une fois isolée, celle-ci pesait 30 livres. Elle avait pris naissance à la surface antérieure de l'utérus entre le museau de tanche et le fond de la matrice. Elle était attachée en ce point par un court pédicule de 1 pouce de long et de 1/4 d'épaisseur. L'utérus était en rétroversion, le col très-allongé : Près du point d'implantation du pédicule, à gauche, existait une tumeur dure, du volume d'une aveline. La grosse tumeur était lisse partout, sauf en bas et à droite, où elle formait une pointe très-marquée. Elle était molle, élastique, très-vasculaire, décolorée. Sa structure était d'apparence fibroïde.
L'examen pratiqué par le Dr Pepper prouva sa nature musculaire.

(1) Dr Mears. Observat. lue le 30 mars 1869 à la Pathologic. Society of Philadelphie. American Journal of the medical sciences, 1869, t. LVIII. page 126.

Observation IV.

Examen d'une vaste tumeur de la paroi antérieure de l'utérus. (Dr William
Pepper, à la Soc. pathol. de Philadelphie, in the American Journal of
the medical sciences, année 1867, vol. LIII, 2ᵉ série, p. 439.

Femme de 46 ans, appartenant à la haute classe de la société, ayant
joui d'une bonne santé jusqu'à 12 ans auparavant. A cette époque,
troubles utérins, hémorrhagies, qui font porter le diagnostic : polype
utérin. Essais infructueux d'ablation par la ligature. Pendant sept
ans, ménorrhagies considérables, parfois très-inquiétantes. Dans les
cinq dernières années, les hémorrhagies se modifient en bien. A 44 ans
les règles cessèrent. Les symptômes les plus marqués furent une dysurie qui nécessita presque continuellement l'emploi de la sonde, et
des douleurs violentes dans l'abdomen, s'irradiant dans les membres
inférieurs. Œdème des membres inférieurs, surtout à droite. Il n'y
eut jamais de constipation excessive ; dyspnée et palpitations ordinaires ; pas de diathèse spéciale. Six semaines avant sa mort, qui arriva le 21 octobre 1866, elle sentit une petite masse dure projetée
hors du vagin, et qui laissait écouler une matière sanieuse épaisse, irri-
tante, horriblement fétide. Cette masse s'accrut en volume jusqu'au
point de former une sorte de corne longue de deux pouces, épaisse
d'un pouce, saillante hors de la vulve. L'abdomen, développé comme
au huitième mois de la grossesse, n'avait subi du fait de cette saillie
aucune diminution. Jusqu'à un moment éloigné de quelques jours
seulement de sa mort, elle avait pu se mouvoir et continuer à aller
et venir ; elle baissa rapidement et mourut au bout de peu de temps.

Autopsie. — Cerveau et moelle non examinés ;

Poumons anémiques mais sains ;

Cœur très-dilaté, sans altérations valvulaires, plein de caillots épais
et mous de sang noir ;

Foie développé et dur par suite de la congestion chronique ; à la
partie antérieure de son lobe droit, il y avait un sillon long de quatre
pouces, large de 1/3 de pouce. A ce niveau, l'enveloppe péritonéale
était épaissie et blanchâtre. La cause de ce sillon était la pression que
la tumeur utérine avait exercée sur le foie de bas en haut, pression
qui avait amené celui-ci à s'entailler en quelque sorte sur le bord du
thorax ;

La base du thorax très-dilatée ; les cartilages étaient ossifiés, très-
fragiles.

Rate double du volume normal ; à tissu ferme et rougeâtre ;

Reins réellement ramollis ; le bassinet était distendu ; la substance
sécrétante des reins amincie ;

L'intestin grêle était repoussé en haut sous le diaphragme et en arrière sur les lombes. Son calibre était petit ; il était par places bourré

de scybales qui, pendant la vie, avaient produit à la palpation l'effet de tumeurs bosselées ;

L'utérus, pendant la vie, faisait l'effet d'un utérus à terme. On pouvait facilement le circonscrire à travers les parois abdominales. Sa forme était ovoïde, sa surface lisse, uniformément ferme, élastique, non fluctuante. Les veines superficielles de l'abdomen étaient extraordinairement développées. La portion de la tumeur, qui sortait par la vulve était évidemment dans un état gangréneux. Après avoir ouvert l'abdomen, on trouva des adhérences étroites entre la paroi antérieure de cette cavité et la tumeur. Du côté de la fosse iliaque existaient aussi des adhérences ; en arrière, il y en avait encore au niveau de la colonne vertébrale. Cette masse, qui était évidemment l'utérus dilaté, s'élevait hors de la cavité du bassin jusqu'au cartilage ensiforme, en déplaçant tous les viscères abdominaux. La vessie urinaire adhérait à la partie inférieure de la surface antérieure. Elle était tellement attirée en haut et comprimée contre le pubis, que, dans sa partie inférieure, sa cavité se trouvait tout à fait effacée. L'intestin grêle n'adhérait que par une seule anse et sur une petite étendue au fond de la tumeur. Les ovaires étaient fixés aux deux côtés de cet énorme utérus. Ils présentaient les cicatrices des anciennes menstruations. Leur volume, leur rapport avec les trompes de Fallope étaient normaux. Un large paquet vasculaire, né des vaisseaux hypogastriques, pénétrait dans le fond de l'utérus, et gagnait, de là, les ligaments larges. La surface de l'utérus présentait aussi un tissu serré de vaisseaux volumineux. La partie inférieure de la tumeur remplissait la cavité pelvienne, plus complètement à droite, cependant, d'où résultait sur les vaisseaux et les nerfs de ce côté une plus grande pression. Le rectum, au contraire, n'était que légèrement comprimé.

Une incision longitudinale ayant ouvert la cavité utérine, on trouva que la maladie consistait en une énorme tumeur fibreuse développée dans la paroi antérieure de l'organe et qui semblait avoir pris naissance au voisinage de la muqueuse utérine. Cette tumeur avait conservé dans son développement ses rapports primitifs, de telle sorte que la masse entière formait une tumeur ovoïde située dans la paroi antérieure, et revêtue à l'intérieur par la muqueuse utérine, à l'extérieur par la couche musculaire normale de l'organe, distendue de manière à former une capsule mince. La tumeur, croissant de cette façon, s'était développée par en bas, avait gagné le col, et là s'était fait jour dans le vagin, conservant toujours avec l'utérus ses mêmes rapports. L'ulcération gangreneuse, notée pendant la vie, s'était étendue par en haut jusqu'au col, dont elle avait détruit une portion de la muqueuse. Au côté droit, la masse était très-adhérente au vagin sur une étendue de 3/4 de pouce au-dessous du col. La paroi postérieure était considérablement hypertrophiée. La cavité de l'utérus était nécessairement très-dilatée. La lèvre postérieure du col utérin formait comme un diaphragme qui séparait du vagin distendu par le prolongement de la tumeur la cavité du col distendue elle-même. Le poids de la masse était d'environ 20 livres.

Mensurations :
Circonférence transversale, 27 pouces 1⁄4.
Circonférence longitudinale, 36 pouces.
Longueur du fond au sommet de la portion saillante, 16 pouces.
Longueur de la partie projetée au dehors, à partir du col, 6 pouces 1⁄2.
Epaisseur de la paroi antérieure, masse comprise, 9 pouces 1⁄2.
Epaisseur de la paroi postérieure, 1 pouce.
Longueur de la cavité utérine de la lèvre postérieure au fond, 7 pouces 1⁄2.
Largeur de la cavité utérine, 5 pouces 1⁄2.
Largeur des sinus veineux du corps de la tumeur, 1⁄3 de pouce.

La consistance et la couleur de la tumeur étaient variables. Dans sa partie la plus élevée, la tumeur était très-dense, dure, élastique, de couleur blanchâtre, tandis que dans la partie inférieure qui occupait la cavité pelvienne, elle était plus molle, plus pâteuse et décolorée. De nombreux vaisseaux, très-larges, tout à fait semblables aux sinus de l'utérus gravide traversaient la masse morbide. La plupar de ces sinus étaient pleins de coagula résistants et rougeâtres. L'examen microscopique prouva qu'il s'agissait d'une tumeur homologue, bien plus qu'hétérologue. Il y avait fort peu de tissu fibreux dans les diverses préparations qui furent faites. L'ensemble de la masse était composé de cellules fusiformes, munies d'un seul noyau allongé avec de nombreux corpuscules granuleux et nucléés, plus quelques cellules plus larges, nucléées, dispersées dans le tissu ou agrégées par petites places que circonscrivaient des cellules fusiformes. Il était tout à fait impossible de distinguer ces cellules fusiformes des cellules musculaires utérines en voie de développement. L'examen de la paroi postérieure de l'utérus, qui était rougeâtre et évidemment formée de tissu musculaire, donna des cellules absolument semblables à celles que la tumeur avait présentées elle-même. Outre ces éléments on trouvait de nombreux cristaux d'hématine, et cela spécialement dans les parties décolorées ; çà et là, dans la masse, on trouvait aussi de nombreux fragments de matière cristalline, probablement du phosphate de chaux, mélangé au phosphate ammoniaco-magnésien. La muqueuse utérine, lisse en quelques places, était excoriée et décolorée en d'autres points. La couche externe de la paroi antérieure de l'utérus, développée comme nous l'avons dit en forme de capsule sur les couches profondes qui formaient la tumeur, était formée d'éléments fibreux mélangés avec quelques fibres cellules.

Observation V.

Enucléation d'une tumeur fibreuse de l'utérus, par le Dr Worster, de New-York. — Résumé (1).

Une femme de 27 ans, ayant eu un enfant six ans auparavant, se présente pour une tumeur de l'utérus, qui occasionne depuis longtemps des hémorrhagies graves. L'existence de la tumeur est reconnue depuis trois ans. Plusieurs médecins l'ont examinée ; mais ils n'ont proposé aucun traitement. L'orifice du col était un peu dilaté. Le Dr Worster put le dilater davantage, et s'assurer ensuite que la tumeur remplissait toute la cavité utérine, laquelle était fort développée (6 pouces 3/4 en longueur, 4 pouces 1/2 en largeur). Les hémorrhagies étaient graves, l'anémie prononcée. Œdème des membres inférieurs. Le col étant dilaté et maintenu dans cet état par la Laminaria digitáta, le Dr Worster tenta à plusieurs reprises, mais inutilement, de jeter une ligature sur la base de la tumeur. Cette base était trop large. Il se détermine alors à faire sur la tumeur des incisions multiples entrecroisées dans tous les sens. Des hémorrhagies abondantes suivirent ces incisions ; mais elles furent arrêtées par des injections astrigentes. Pondant vingt-sept jours, on répéta ces incisions, dilatant sans cesse en même temps l'ouverture du col, soit avec la laminaire, soit avec l'éponge préparée. Il se produisit des écoulements fétides ; la malade s'affaibit et ne put plus supporter les dilations par la laminaire. On remplaça cette substance par un ballon à air. Enfin le Dr Worster put introduire la main dans l'utérus, saisir la tumeur et l'enlever en presque totalité. Quelques restes de la tumeur se détachèrent spontanément au bout de quelque temps, et la malade guérit fort bien. Selon l'auteur, la séparation de la tumeur avait été rendue possible par les incisions multiples qui avaient amené un commencement de désagrégation dans sa masse.

Observation VI.

Volumineux fibrôme utérin. — Gastrotomie (2).

Femme de 48 ans. Bonne santé habituelle, bien réglée jusqu'au moment de l'opérat. Troubles dans sa santé deux ans auparavant. Un an avant l'opération, elle sent une petite grosseur à la partie inférieur de l'abdomen. Elle ne prit pas ultérieurement un accroissement très-rapide.

Quand le Dr R... la vit, six semaines avant l'opération, elle était

(1) American Journal of the medical sciences, 1868, vol. LV, 2e série, page 99.

(2) Dr E. Krakowizer. Soc. pathol. de New-York, in the American Journal of the medical sciences, vol. LIV, 2e série, 1887, p. 570.

lisse, élastique, douloureuse à la pression, et mobile dans tous les sens. Elle avait le volume de la tête d'un enfant de deux ans.

Par le toucher vaginal, on sent une masse derrière le pubis, et l'orifice utérin semble situé à la partie postérieure de cette masse. On introduit avec difficulté une sonde utérine à la profondeur de deux pouces 1/2 derrière la tumeur. Lorsque l'on imprimait des mouvements soit à la sonde, soit à la tumeur, ils ne paraissaient pas se communiquer de l'un à l'autre. On conclut de là qu'il s'agissait d'une tumeur ovarienne. On pensa que l'utérus était normal. Le pédicule fut supposé tout à fait court. Pas d'examen par le rectum.

L'opération radicale fut proposée. La malade l'accepta. Un autre praticien confirme le premier diagnostic. Il pensa que la tumeur siégeait dans l'ovaire gauche, tandis qu'on l'avait d'abord supposée siéger à droite. Chloroformisation ; incision de quatre pouces à l'abdomen. La main, introduite par l'ouverture, constata qu'il existait en plusieurs points des adhérences entre l'épiploon et la tumeur. Du côté gauche de la tumeur, on vit partir un prolongement qui avait l'apparence d'une trompe utérine. Enfin, la main passée derrière la tumeur, entre elle et le promontoire, on trouva que la masse était intimement unie au col de l'utérus. Ponction qui démontra qu'il s'agissait d'une tumeur solide. On acquit vite la certitude qu'il s'agissait d'une tumeur du corps de l'utérus. L'ablation fut faite au moyen de l'écraseur. On mit trois quarts d'heures à pratiquer la section, afin d'éviter toute hémorrhagie. Il n'y en eut point en effet tant que l'écraseur resta en place et que le moignon fut maintenu dans la rectitude. Mais à peine fut-il abandonné qu'un flot de sang inonda le champ de l'opération.

On eut beaucoup de peine à lier les artères utérines, et, après celles-ci les veines dilatées en forme de sinus, qui sillonnaient la substance même du col. On fut obligé de serrer le pédicule avec un fil d'argent. Plaie recousue avec le fil d'argent. Mort par péritonite suraïgue dans les vingt-quatre heures.

Pas d'examen nécroscopique.

Il n'y a pas de détails importants (il en faudrait) sur la tumeur.

OBSERVATION VII.

Fibromes successifs. Plusieurs opérations (1).

MM. E. R., 46 ans, multipare.

Vaste polype utérin, pesant trois livres, enlevé par l'opération, il y a six ans. — Second polype expulsé spontanément, quatre ans après, du diamètre de l'avant-bras. — Le Dr Walter est appelé auprès d'elle,

____

(1) Dr Walter. Dorpater med. Zeitschrift. vol. IV. part. 1re, cité in the Lond. med. Rec., 1873, p. 523.

parce qu'elle vient d'être prise d'hémorrhagies considérables et de douleurs expulsives très-vives. Il trouve à l'examen un immense polype remplissant le bassin et élevant le fond de l'utérus jusqu'auprès de l'ombilic. Injection de morphine. Opération le lendemain. On essaya de diverses façons de passer une chaîne d'écraseur sur la partie supérieure (pédicule de la tumeur). Si on avait pu le détacher, on aurait cherché à l'extraire avec le forceps. En désespoir de cause, il pratiqua le morcellement de la tumeur. Il enleva, par fragment de volume du poing, une masse du poids de deux à trois livres.

Il s'arrêta à ce moment, gêné par une hémorrhagie considérable, et ne sachant comment continuer l'opération. Trois jours après, le reste de la tumeur, pesant au moins cinq livres, fut chassé par les seules contractions utérines.

La fièvre traumatique disparut rapidement, et, au bout de quelques semaines, la malade était parfaitement guérie. C'était un fibromyome. A l'examen fait un an plus tard, l'utérus paraissait petit et libre de toute tumeur. Malade en parfaite santé.

OBSERVATION VIII.

Anat. pathologique d'une tumeur fibreuse. Observat. de Dance rapportée
par Jarjavay, in thèse de concours, 1850, p. 34.

Il s'agissait d'une femme de 42 ans, apportée à l'Hôtel-Dieu, presque à l'agonie. Elle succombait à une métro-péritonite causée par un corps fibreux, dont voici la description :

« La matrice avait le volume d'une tête de fœtus à terme ; elle représentait un ovoïde assez régulier dont la grosse extrémité répondait au bas-fond et dépassait de deux ou trois pouces le rebord supérieur du pubis .... Une incision ayant été faite sur la paroi antérieure de cet organe (l'utérus), le bistouri a pénétré aussitôt dans un foyer purulent d'où s'est écoulé un liquide sanieux, blanchâtre, consistant et répandant une odeur assez forte (quantité 8 à 10 onces) ; en même temps les parois de la matrice se sont affaissées par l'évacuation de cette matière, et dans le fond du foyer a paru à découvert un corps dur, inégal, qui, de prime-abord, a été l'objet de diverses conjectures. Voici toutefois ce qu'il en était : 1° Dans l'épaisseur des parois qui composent la moitié latérale droite de la matrice, existait une cavité capable d'admettre le poing. Dans son intérieur était contenue une production charnue de forme irrégulière, séparée à sa surface en trois lobes inégaux par autant de dépression et qui présentait quatre pédicules étroits et courts, au delà desquels il était entièrement libre d'adhérences. L'espace intermédiaire était rempli par la matière purulente dont il a été question. Cette production avait la structure de celles auxquelles on donne le nom de corps fibreux ; son intérieur présentait un amas de fibres circonvolutées sur elles-mêmes ; sa consistance était médiocre, sa couleur d'un rouge assez foncé, comme si elle eût été le siége d'une congestion sanguine et d'un travail inflammatoire. »

L'observation note encore la minceur des parois de la poche, et l'état de la cavité utérine, qui était refoulée vers la gauche et qui restait séparée de la cavité, à contenu purulent par une cloison de deux lignes d'épaisseur.

OBSERVATION IX.

Corps fibreux de l'utérus faisant saillie dans la cavité vaginale. Rétention d'urine méconnue. Ponction de la vessie. Aucun accident consécutif du côté de l'appareil urinaire. Quelques jours plus tard, phlébite utérine. Mort. — Par M. Budin, interne des hôpitaux (Société anat., juillet 1874).

Le 29 mai 1874, la nommée Claudine Ch..., âgée de 52 ans, était admise à l'hôpital. Habituellement bien portante, cette femme avait été réglée à 17 ans, s'était mariée à 33 et avait eu sept enfants, le dernier en octobre 1867. Depuis cette époque jusqu'en 1873 elle fut très-régulièrement menstruée pendant 5 ou 6 jours chaque mois. Jamais elle n'a perdu de sang dans l'intervalle de ses règles. Veuve depuis 1872, elle affirme n'avoir eu aucun rapport sexuel depuis 1871.

Au 1er mai 1873, ses règles, qui étaient apparues le mois précédent, ne revinrent pas ; il en fut de même en juin et juillet. Au 1er août survinrent des pertes excessivement abondantes, qui persistèrent quoique moins fortes à certains moments, jusqu'au 1er mai 1874. Elle n'éprouvait aucune douleur dans le ventre, marchait et dormait bien. Son ventre était assez volumineux, mais elle n'y prêtait aucune attention. Très-affaiblie et craignant le retour de nouvelles hémorrhagies,, elle demanda son admission à l'hôpital.

L'examen physique de cette malade donna les renseignements suivants : le ventre était arrondi, plus volumineux que normalement. Au palper, on constatait l'existence d'une tumeur régulièrement globuleuse, arrondie, partant de la partie inférieure de l'abdomen et remontant jusqu'à l'ombilic. Cette tumeur était mate à la percussion ; la sonorité perçue au-dessus et sur les côtés indiquait que les intestins étaient refoulés. Cette tumeur était de plus liquide, car il existait une fluctuation très-évidente. Il n'y avait pas d'ascite. A l'auscultation, ni bruit de souffle, ni battements du cœur fœtal.

En pratiquant le toucher vaginal, on trouvait une tumeur qui faisait saillie dans la cavité du vagin. Cette tumeur était arrondie, dure, rénitente, un peu irrégulière à la surface. Elle avait le volume d'une tête de fœtus arrivée au septième mois. Elle sortait à travers l'orifice du col utérin qui présentait une dilatation grande comme la paume de la main. Les lèvres du col formaient un cercle complet. Entre ces lèvres et la tumeur on pouvait faire pénétrer l'index, mais il était bientôt arrêté dans un cul-de-sac. Cette disposition, bien constatée en côté gauche, existait dans tout le pourtour excepté dans un point à droite, où le doigt pénétrant de trois centimètres et demi à quatre centimètres et demi n'était pas arrêté. Il y avait donc autour de la tumeur un fossé, une rigole presque complètement circulaire.

Cette tumeur était-elle solide ou liquide? En combinant le palper abdominal et le toucher, lorsqu'on appuyait une main sur la tumeur liquide de l'abdomen, on sentait refoulée celle qui faisait saillie dans le vagin. En percutant le ventre, on crut apercevoir la sensation de flot transmise au doigt qui pratiquait le toucher, mais cette sensation était peu nette.

Il n'existait du reste aucun trouble de la défécation, la malade n'était pas constipée ; *aucun trouble de la miction*, elle urinait plusieurs fois par jour sans jamais éprouver de douleurs dans le ventre, ses urines étaient du reste limpides et ne contenaient pas d'albumine.

A quelle affection avait-on affaire? Existait-il une tumeur liquide de l'abdomen ayant déprimé le fond de l'utérus et ayant déterminé une inversion de cet organe? Existait-il plutôt une tumeur à la fois solide et liquide développée dans l'épaisseur de la paroi utérine? Ou bien enfin n'y avait-il pas deux tumeurs superposées, une liquide, abdominale, et une solide, utérine? Pour arriver au diagnostic complet, il fallait : 1° Pratiquer le cathétérisme utérin, ce qui était facile et nullement dangereux, car la femme ne présentait aucun signe de grossesse 2° faire une ponction exploratrice pour voir quelle était la nature du liquide.

Le cathétérisme utérin fut fait. Dans le point où à droite le doigt n'était pas arrêté par la rigole circulaire, on fit pénétrer une sonde en gomme qui enfonça jusqu'à 14 ou 15 centimètres environ. La première supposition n'était donc plus admissible, il n'y avait pas inversion utérine.

Un médecin de l'hôpital, fort habile dans le diagnostic des affections utérines, ayant été appelé pour voir cette malade, pensa qu'il existait deux tumeurs, une tumeur solide qui était un corps fibreux de l'utérus, et une tumeur liquide superposée, probablement un kyste de l'ovaire. L'existence d'une seule tumeur liquide ou à parois épaisses restait cependant admissible et la ponction exploratrice fut résolue. Mais dans la nuit du 31 mai au 1er juin, la malade commença à perdre du sang. L'écoulement persista le 1er juin jusqu'au 2 juin au matin. Comme il était très-abondant, on dut alors pratiquer le tamponnement en imbibant de perchlorure de fer les deux premières boulettes de charpie. L'hémorrhagie s'arrêta ; on enleva le tampon le lendemain soir 3 juin et il ne persista qu'un léger suintement pendant quelques jours.

Le 10 juin à 9 heures du matin, la malade étant tout à fait bien portante et ayant uriné assez abondamment une heure auparavant, on pratiqua la ponction avec le trocart capillaire de l'aspirateur Dieulafoy. On retira 1,120 grammes d'un liquide limpide, transparent, légèrement jaunàtre, ne contenant pas d'albumine. En pratiquant alors le toucher, on sentit la tumeur qui sortait à travers l'orifice du col utérin ; elle était moins saillante, plus dépressible, en partie rentrée et ne paraissait cependant pas avoir été vidée.

La journée fut bonne, le repos absolu au lit fut prescrit. Le lendemain matin on constata que la tumeur abdominale s'était en partie reproduite : la tumeur utérine était de nouveau dure et très-saillante dans le vagin.

Le liquide qui avait été extrait, examiné au laboratoire de physiologie de la Faculté par M. Galippe, n'était autre que de l'urine. On avait donc ponctionné la vessie par erreur, il était du reste facile de s'en assurer : il suffisait de pratiquer le cathétérisme de la vessie, et comme la tumeur s'était reproduite au côté de l'abdomen, elle devait disparaître de nouveau. C'est ce qui fut fait le 11 à 6 h. 1/2 du soir ; bien que la malade eût uriné 1 h 1/2 auparavant, il sortit un litre de liquide, le ventre tomba et le corps fibreux qui faisait saillie à travers l'orifice du col s'affaissa. L'expérience fut du reste répétée le 12 juin.

L'état général de la malade continuait à être excellent, lorsque le 14 à 6 heures du soir, quatre jours après la ponction, elle fut prise d'un frisson ; une heure plus tard elle vomit et eut de la diarrhée toute la nuit. Elle crut à une simple indigestion. Le 15, elle eut de la fièvre, la langue était sale, la peau était un peu sèche, il n'existait de douleur bien nettement limitée en aucun point de l'abdomen.

16 juin. La nuit a été mauvaise, la malade n'a pas dormi. La fièvre persiste pendant la journée. Comme il parait exister une légère douleur du côté du rein droit, on fait appliquer quatre ventouses scarifiées. Le soir à 6 heures, frisson violent, à 6 h. 1/2, pouls 152. T. Vagin, 42°,2. Les urines examinées sont normales, elles ne contiennent pas de sang, elles ne renferment pas de trace d'albumine.

17, matin. La fièvre est toujours vive : pouls, 116 ; T. V. 40°,2 ; il n'y a pas de douleur bien nette dans le ventre ni dans la région lombaire, il existe un peu d'œdème des membres inférieurs. Malgré la fièvre, la malade dit ne pas souffrir, se sentir très-bien, et elle demande à se lever : le facies est altéré, la langue et les lèvres sont sèches.

Soir. Pouls 132 ; T. V. 41°. Il y a eu un nouveau frisson à 5 h. Depuis la veille la malade a expulsé 1 litre 1/2 d'urine ; elle a dû être sondée le matin et le soir.

18 juin, matin. Pouls 124 ; T. V. 40,3. On avait d'abord pensé à une néphrite aiguë ou è une *phlébite* utérine. Les douleurs n'existant pas nettement du côté des reins, les urines conservant jusqu'alors leurs caractères normaux, et ne contenant ni sang, ni albumine, la seconde supposition reste seule probable, surtout en présence de l'état général de la malade qui croit se trouver bien et semble étonnée qu'on prenne tant de soins pour elle. — 18 juin soir. Pouls 144 ; T. V. 41,3.

19 juin, matin. Pouls 144 ; T. V. 41. La malade succombe à 1 heure de l'après-midi.

Autopsie faite le 20 juin à 4 heures du soir, 27 heures après la mort. *L'appareil génito-urinaire* fut enlevé complétement, les reins étaient gras, nullement enflammés. Les *uretères* n'étaient point comprimés à leur entrée dans la vessie. La vessie elle-même n'était le siége d'aucune altération. Les parois étaient seulement relâchées par suite de leur distension habituelle : on ne retrouvait sur la face interne aucune trace de la ponction. — A la face externe on constatait l'existence d'un petit caillot bien limité dans le tissu cellulaire, au point où le trocart capillaire avait pénétré.

Du côté de l'*utérus*, il existait une tumeur fibreuse faisant saillie dans le col et developpée aux dépens de la partie inférieure du corps. Un conduit long de 8 à 10 centimètres était situé sur la partie latérale droite de cette tumeur et menait dans la cavité utérine proprement dite qui était placée au-dessus. En incisant le tissu utérin à droite et un peu en arrière, on trouva du pus dans une des *veines*, la pression en fit *sourdre* 4 ou 5 gouttes. Les annexes étaient saines, les ligaments larges, les trompes, les ovaires n'étaient le siége d'aucune altération : une vésicule de de Graef, était en pleine voie de développement sur l'ovaire droit. Il n'y avait pas trace de péritonite. Les veines *utéro-ovariennes* et la veine cave inférieure n'étaient le siége d'aucune lésion.

La *rate* était normale, un peu ramollie. Le *foie* était gras, en quelques endroits on trouva des taches blanchâtres, petites, arrondies. — Dans la cage thoracique, le *péricarde* et le *cœur* étaient sains ; les *plèvres* ne renfermaient aucun liquide ; les *poumons* étaient normaux, il n'y avait qu'un peu de congestion à la base et en arrière.

RÉFLEXIONS. — En résumé, l'existence d'un corps fibreux avait amené chez cette femme une rétention d'urine qui fut méconnue, la malade n'ayant jamais éprouvé aucune douleur, la miction paraissant régulière et normale, les urines elles-mêmes n'étant point altérées. — L'existence de la tumeur liquide formée par la vessie, tumeur dont la véritable nature n'avait pas été soupçonnée, avait rendu le diagnostic difficile. — La ponction de la vessie faite avec le trocart capillaire de l'appareil Dieulafoy et l'aspiration n'avaient été suivies d'aucune inflammation de l'appareil urinaire. — La malade avait succombé rapidement avec des accidents de *phlébite* utérine : le toucher vaginal pratiqué très-fréquemment, n'était peut-être pas étranger au développement de cette maladie.

OBSERVATION X.

Tumeur fibro-kystique de l'utérus, par M. J. Peyrot, interne des hôpitaux.

M. Deva.. , 42 ans, domestique, entre à l'hôpital Beaujon (service de M. Dolbeau), le 26 janvier 1873, pour une tumeur du ventre. Elle avait déjà été soignée dans ce même service quatre ans auparavant pour la même maladie. A cette époque, M. Dolbeau avait pratiqué par le vagin la ponction d'un vaste kyste de l'utérus. La malade avait guéri sans accident ; mais, à sa sortie de l'hôpital, elle présentait encore un utérus très-volumineux. On avait diagnostiqué des corps fibreux de l'utérus compliqués d'un grand kyste.

Elle motive son entrée nouvelle, le 27 janvier 1873, par la pesanteur et la gêne croissantes que la tumeur abdominale lui cause. Elle a toujours eu des règles fort abondantes qui durent en moyenne 12 à 15 jours, et qui s'accompagnent de violentes coliques. Depuis quelques temps ses règles sent encore plus abondantes que de coutume. Elle est anémiée ; ses muqueuses sont décolorées, et l'auscultation du cœur révèle chez elle un bruit de souffle doux à la base. La miction et la défécation se font librement.

On sent au-dessus du pubis, proéminant jusqu'au voisinage de l'ombilic, une vaste tumeur régulière, lisse, dure, qui présente assez bien l'apparence d'un utérus au sixième mois de la gestation. Par le *toucher vaginal* : le col utérin paraît un peu dévié à gauche, et dans toute la partie droite du cul-de-sac péri-utérin on sent une tumeur globuleuse fluctuante du volume, d'une orange environ. Elle semble faire corps avec le col utérin. En combinant le palper abdominal et le toucher vaginal, on peut imprimer à la masse fibreuse des mouvements qui se transmettent nettement au col utérin. Jusqu'au 11 février la malade est laissée en observation. Repos, fer, quinquina.

11 février. — La malade, se croyant séparée de ses règles prochaines par un intervalle de 7 à 8 jours, M. Dolbeau ponctionne le sommet de la tumeur fluctuante qui proémine vers le vagin : écoulement d'un verre de liquide séreux, puis d'une certaine quantité de sang. Injections d'eau froide. L'écoulement sanguin ne persiste pas. Un peu d'écoulement séreux le lendemain.

12 février soir. — Perte de sang abondante que la malade attribue au retour précoce de ses règles. Malgré cela, on administre de l'ergot de seigle.

13 février. — L'écoulement sanguin a persisté. Il est modéré, mais continu.

14 février. — Encore un peu de suintement sanguin. La malade est très-anémiée. Elle a des bourdonnements d'oreilles, des éblouissements, quelques vomissements. Le ventre n'est pas douloureux. Vin, applications froides, etc.

15 février. — L'écoulement sanguin n'est pas très-considérable. Mais la malade étant très-faible, s'il venait à augmenter, il pourrait être très-dangereux. On prépare tout ce qu'il faut pour pratiquer le tamponnement du vagin s'il devient nécessaire. Qnelques frissons légers, non suivis de chaleur ou de sueur. Toujours quelques vomissements.

16 février. — On trouve à la visite du matin la malade dans un état de pâleur extrême, stupeur, regard fixe, réponses difficiles, peau froide, pouls à 60.

Le soir, la face est colorée, les pupilles dilatées, les yeux fixes, rotation de la tête à droite, avec déviation conjuguée des yeux de ce côté. La peau est chaude ; vomituritions continuelles, ventre assez douloureux, pouls à 160, sueur profuse, stupeur complète. — Opium.

17 février. — Pouls à 140. Température 39°,5 dans l'aisselle. Face rouge, vultueuse, langue sèche. Il n'y a eu cette nuit ni frissons, ni vomissements. Le ventre n'est pas ballonné. — Vin. Le soir la malade est dans le coma, la tête et les yeux toujours en déviation à droite. Mort à 7 heures du soir.

Autopsie faite le 19 février 1873. — Nulle trace d'œdème dans le tissu cellulaire superficiel ou profond de la paroi abdominale.

L'intestin est libre de toute adhérence , aucun indice de péritonite. Il existe une petite hernie ombilicale épiploïque.

Vaste tumeur dure, lisse, remontant jusqu'à l'ombilic. On pratique la coupe du bassin pour l'enlèvement des organes génitaux. Au moment où on coupe l'uretère droit, un flot d'urine jaillit du bout supérieur et du bout inférieur de ce conduit, qui est évidemment très-dilaté.

Avant de procéder à l'examen dé la tumeur enlevée par la coupe du pubis, on examine l'état des divers viscères.

Les reins. présentent des altérations bien remarquables. Le rein droit est réduit à sa coque fibreuse, par la dilatation des calices et du bassinet. Le rein gauche n'a pas diminué de volume ; la substance corticale est jaune paille, ramollie, d'apparence graisseuse. Elle est comme marbrée par les veinules de sa surface. La substance médullaire est comme gélatineuse, infiltrée de liquide, exsangue. C'est une dégénérescence graisseuse poussée aux dernières limites. Les deux uretères sont très-dilatés.

Lé foie présente une altération graisseuse manifeste. — Les poumons sont sains.

Le cerveau ne présente aucune lésion apparente.

Rien de notable dans l'appareil circulatoire.

Examen de la tumeur. — On a enlevé avec le pubis la vessie, les organes génitaux et le rectum. Placée en arriére de la vessie et en avant du rectum, la tumeur se présente sous la forme d'une masse piriforme, à grosse extrémité dirigée en haut ; profondément, elle plonge dans le petit bassin qu'elle emplit tout entier. Les ligaments

larges sont étalés sur les côtés de cette tumeur. L'insertion des trois ai-
lerons se fait symétriquement à son extrémité supérieure et latérale. Les
ligaments ronds, hypertrophiés dans toutes leurs dimensions et longs
de 0,25 c. environ, peuvent être suivis sur la face antéro-latérale de
la tumeur, depuis cette insertion supérieure, jusqu'au pubis de chaque
côté. En arrière du ligament rond, on trouve à la partie supérieure
l'ovaire et la trompe aplatis et appliqués sur la masse de la tumeur.
L'ovaire, du côté gauche, est atrophié. Celui de droite porte la trace
d'un corps jaune assez récent.

Les uretères peuvent être suivis sur le côté de la tumeur, jusqu'à
la vessie. Celui de droite semble comprimé et oblitéré, au niveau du
point où il longe la partie latérale. Celui de gauche est partout largement dilaté. On détache facilement le rectum de la masse.

La disposition des annexes a montré déjà assez bien que la tumeur
est formée par la masse entière de l'utérus. Cette tumeur elle-même
est dure en avant dans sa totalité ; mais en arrière elle paraît fluctuante dans toute sa hauteur, surtout dans sa moitié gauche. Sur la
droite, la partie postérieure est dure comme la partie antérieure.

Le vagin étant ouvert par sa face postérieure, on voit que le col
utérin, régulièrement dilaté au point de présenter un diamètre égal
à celui d'une pièce de 5 fr., donne passage à une tumeur mollasse et
rouge, au sommet de laquelle se remarque encore la perforation faite
par M. Dolbeau. Cette petite tumeur se confond avec la partie antérieure et latérale droite du col utérin. Une sonde introduite dans la
perforation pénètre de 4 à 5 centimètres seulement dans une petite cavité, celle qui a été vidée par la ponction.

La sonde passée entre cette petite tumeur et la partie latérale gauche et postérieure du col utérin, pénètre à une profondeur de 27
centimètres.

Elle est logée dans une cavité d'une largeur peu considérable, 2 a
3 centimètres au plus, dont la paroi postérieure est assez mince.

Cette paroi étant incisée sur la sonde, au niveau de la partie
moyenne de la tumeur, il est facile de s'assurer que cette longue
cavité allongée n'est autre que la cavité même de l'utérus. A son
extrémité supérieure, on trouve facilement l'ouverture des deux
trompes. Toute la masse de la tumeur se trouve développée dans la
face antérieure et dans la partie latérale droite de l'utérus.

Si on continue l'incision commencée en arrière sur la ligne médiane,
on tombe immédiatement, après avoir sectionné une couche de tissu
qui paraît représenter la muqueuse utérine, sur trois kystes disposés
l'un au-dessus de l'autre, renfermant chacun un demi-litre environ
d'un liquide citrin.

La paroi postérieure de ces kystes est formée par la muqueuse utérine. Leur paroi intérieure représente une sorte de muqueuse, extrê-

mement mince, qu'il est impossible de séparer par décortication de la masse sous-jacente.

Cette masse elle-même occupe uniformément, sous une épaisseur de 10 à 12 centimètres, toute la hauteur de la face antérieure et de la partie latérale droite de l'utérus. C'est un véritable fibrome, diffus en quelque sorte. Sur quelques points, le tissu du fibrome paraît être le siége d'une dégénérescence graisseuse assez avancée. Nulle part il n'existe de cavité au centre de la masse fibreuse.

Les kystes que cette pièce présente ne sont donc point des géodes. Ce sont des fiystes formés, ce semble, sous la muqueuse utérine, entre sa face externe et la masse fibreuse. Outre les grands kystes signalés, il existe quelques cavités plus petites, situées de la même façon. L'une d'elles, pleine d'un liquide roussâtre, est traversée par des brides, comme une bourse séreuse très-incomplète. Une autre contient de petits caillots. Toutes sont sous-muqueuses.

Est-ce que ce serait là les premiers états de kystes destinés à acquérir ultérieurement le développement des grands kystes que nous avons signalés ?

Dans la muqueuse utérine, et surtout vers le col, on observe de petits kystes situés dans l'épaisseur même de la muqueuse, des kystes folliculaires probablement.

Il est probable, vu l'état des reins, que les accidents développés dans les dernières parties de la vie et qui ont entraîné la mort tiennent à l'urémie.

M. Peyrot a bien voulu nous permettre de reproduire un croquis de la tumeur qu'il avait conservé. (Planche II, figure 3). Nous le remercions ici de son obligeance.

EXPLICATION DES PLANCHES

PLANCHE I

Six exemples de tumeurs fibro - kystiques

PLANCHE II

Fig. 1. — Myôme utérin jeune, en voie d'évolution formatrice. La coupe est faite dans les couches superficielles. Elle montre:

    1° Des cellules musculaires lisses ;

    2° Des éléments embryonnaires infiltrant toute cette région de la tumeur.

Fig. 2. — Myôme utérin en voie d'évolution ; coupe montrant :

    1° Des cellules musculaires dont les noyaux sont en voie de polifération ;

    2° Des éléments embryonnaires.

Fig. 3. — Elle montre des faisceaux musculaires qui par leur entrecroisement circonscrivent une artériole.

Autour de l'artériole, se voit une zone pleine de fibres musculaires parallèles à la direction du vaisseau.

Fig. 4. — Coupe d'un myôme utérin ancien, dans lequel les cellules musculaires sont ratatinées.

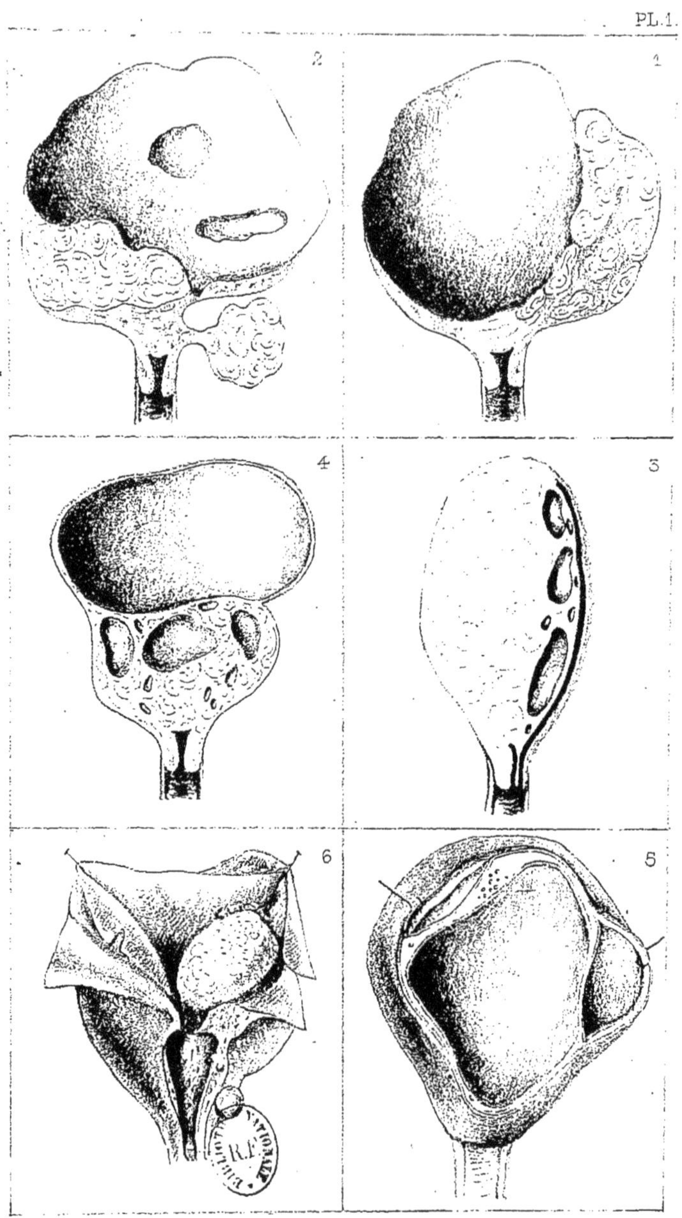

Imp.Becquet Paris p.r.

Boijoly Barraud del. et lith.

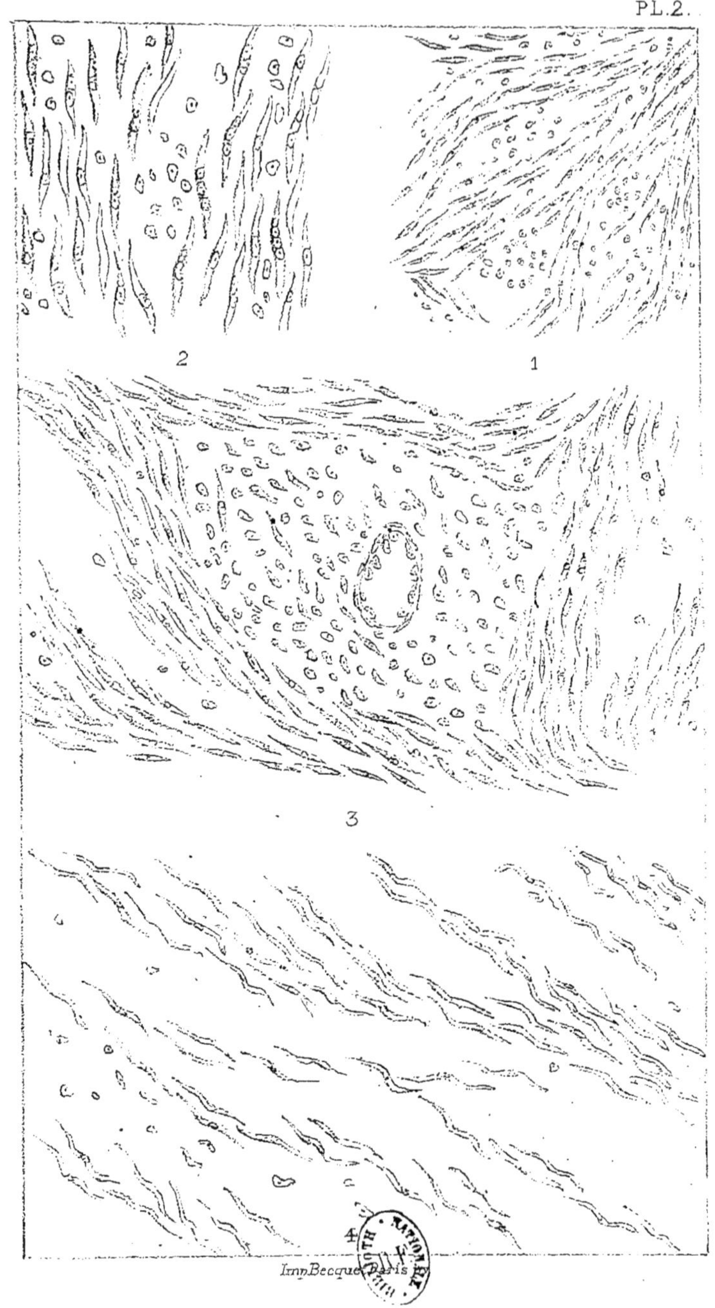

Boijoly Barraud del et lith

Imp Becquet Paris

TABLE DES MATIÈRES.

A. Parent, imprimeur de la Faculté de Médecine, rue Mr-le-Prince, 31.